Dayana Bra Vera
Zulma Díaz Hernández
Barbara Rodríguez de León

Pulpite aguda reversível serosa transitória aguda reversível

Dayana Bra Vera
Zulma Díaz Hernández
Barbara Rodríguez de León

Pulpite aguda reversível serosa transitória aguda reversível

Evolução do tratamento com eugenol como sedativo pulpar até 96 horas

ScienciaScripts

Cover image: www.ingimage.com

This book is a translation from the original published under ISBN 978-613-9-44136-5.

Publisher:
Sciencia Scripts
is a trademark of
Dodo Books Indian Ocean Ltd. and OmniScriptum S.R.L publishing group

120 High Road, East Finchley, London, N2 9ED, United Kingdom
Str. Armeneasca 28/1, office 1, Chisinau MD-2012, Republic of Moldova, Europe
Printed at: see last page
ISBN: 978-620-8-22942-9

Resumo:

As patologias pulpares constituem a maioria das emergências clínicas estomatológicas e, se tratadas atempadamente, reduzem a mortalidade dentária. O objetivo geral foi determinar a evolução do tratamento da pulpite aguda reversível serosa transitória (estágio incipiente), prolongando o uso do eugenol como sedativo pulpar até 96 horas. Metodologia: Um estudo longitudinal observacional descritivo prospetivo foi realizado no Departamento de Estomatologia da Policlínica de Ensino Manuel "Piti" Fajardo de março de 2022 a fevereiro de 2023.A população foi constituída por todos os pacientes que frequentaram o serviço de estomatologia da Policlínica Universitária de Ensino Manuel "Piti" Fajardo durante o período de março de 2022 a fevereiro de 2023 com pulpite serosa aguda irreversível (fase incipiente), que após 48 horas de sedação pulpar não obtiveram uma evolução favorável ao tratamento, na faixa etária dos 16 aos 35 anos e que deram o seu consentimento informado para participar no estudo.Para a obtenção da amostra, foi realizada uma amostragem proposital por critérios, sendo composta por 32 pacientes. Resultados: o estudo mostrou que os grupos etários mais afectados pela pulpite serosa aguda transitória (fase incipiente) foram os dos 21 aos 25 anos e dos 26 aos 30 anos, e o sexo mais afetado foi o feminino. Conclusões: A evolução do tratamento foi considerada favorável quando 96 horas após o tratamento a sintomatologia havia desaparecido completamente. A maioria dos pacientes teve uma evolução favorável após o tratamento. Palavras-chave: evolução, pulpite, tratamento.

Índice:

Resumo: 1

Introdução: 3

Objectivos: 6

Quadro teórico: 7

Conclusões: 48

Bibliografia: 49

Introdução:

Existem várias patologias pulpares agudas consideradas reversíveis, que, se corretamente diagnosticadas e tratadas, com recurso a tratamentos conservadores podem evitar a perda de dentes, objetivo fundamental do estomatologista.[1] A maioria dos autores concorda que a causa mais frequente das lesões pulpares é a invasão bacteriana; os microrganismos e seus produtos podem atingir a polpa quer por solução de continuidade na dentina, cárie, exposição acidental, quer por propagação de uma infeção gengival ou através da corrente sanguínea. Embora esta última via seja difícil de comprovar, algumas evidências experimentais suportam este fator etiológico (efeito anacorético).[2]

[3]Robinson e Boling discutiram a pulpite por anacorese e explicaram que as bactérias podem circular pela corrente sanguínea e colonizar ou acumular-se em locais de inflamação, como na inflamação da polpa, por exemplo, causada por um irritante físico ou mecânico, e esta poderia ser uma das explicações para a necrose pulpar após trauma (irritante físico). [2]

[4]Branström e Lind , entre outros, relataram que as alterações pulpares podem ocorrer mesmo na presença de cáries incipientes representadas por desmineralização limitada ao esmalte, que aparece como manchas brancas sem uma cavidade real, ou invasão bacteriana através de fratura de um dente expondo a polpa a fluidos orais e microrganismos. [4]

Kakehashi et al. (1965)[5] confirmaram a importância dos microrganismos na etiologia das patologias pulpares, concluindo que sem a presença de microrganismos não se desenvolvem patologias pulpares ou periapicais. [5]

[6]Segundo Lasala A , há várias décadas que existem dois problemas que nos permitem chegar a um consenso sobre o conhecimento da patologia pulpar, importante para o planeamento de uma terapêutica racional. O primeiro deles é a quase impossibilidade de conhecer e diagnosticar a lesão histopatológica. O médico dentista recolhe os dados clínicos e radiográficos e depois, de uma forma metódica e ordenada, pode chegar a um diagnóstico anatomopatológico, mas infelizmente, na maioria dos casos, não há correlação entre os achados clínicos e os achados histopatológicos, o que significa uma frustração no desejo de conhecer em pormenor a patologia pulpar: "o objetivo básico para o planeamento do tratamento".O segundo problema é de natureza semântica, uma vez que as diferentes terminologias e classificações publicadas pelos investigadores, muito bem fundamentadas e de grande valor científico, têm gerado controvérsia e divergência, sem nunca facilitar a sua aplicação clínica e assistencial, objetivo que deve ser primordial na elaboração de uma classificação ou terminologia. [6]

[6,7]Vários investigadores, como Mitchell e Tarplee, Baume e Fiore-Donno, Pheulpin et

al., Seltzer e Bender, Hess, entre outros citados por Lasala, concordam que as classificações puramente histopatológicas são importantes na investigação científica, mas para a prática profissional, para ajudar a decidir um plano de tratamento preciso, deve ser preferida uma classificação clínica ou terapêutica e, a este respeito, tem havido uma controvérsia considerável, mesmo ao longo dos anos, numerosos autores propuseram várias classificações de patologia pulpar. [6,7]

Em todo o mundo, o diagnóstico mais frequente de pulpite é a pulpite aguda, e o seu comportamento varia entre países devido a factores como o sistema de saúde existente, a cultura, os hábitos alimentares, a economia e o ambiente.[8]

[9]No México, em 2016, Mendiburu et al realizaram um estudo na Faculdade de Medicina Dentária da Universidade Autónoma de Yucatan, relatando que 63% tinham doença pulpar. [9]

A pulpite é a segunda doença mais comum da cavidade oral e é responsável por 40,28% das emergências dentárias, de acordo com um estudo da Universidade de Zulia e do Instituto de Investigação da Faculdade de Medicina Dentária da Venezuela de 2017.[10]

[11]Nalliah et al. , 2018 realizaram um estudo para determinar a prevalência de visitas ao departamento de emergência hospitalar atribuídas à doença pulpar nos Estados Unidos em 2018. Concluíram que um total de 403.149 visitas ao departamento de emergência tinha um código de diagnóstico primário para doença pulpar. A idade média era de 32 anos. [11]

[1212]Flores Cango, 2017 , num estudo realizado no Equador, num total de 237 casos, 32% sofreram patologias pulpares irreversíveis e noutro estudo realizado no Centro de Saúde de Uayma, Yucatan, México, num total de 100 casos, 67% sofreram esta patologia. [12]

Entre janeiro de 2017 e julho de 2018, em Las Tunas, Cuba, foi realizado um estudo em 1764 pacientes com pulpite irreversível causada por cárie dentária. Os grupos etários mais afectados foram os 25-34 anos, com 41,2 %, e os 35-59 anos, com 39,6 %.[15]

[13]León , realizaram um estudo sobre a caraterização das patologias pulpares numa amostra de 222 pacientes da cidade de Cienfuegos. Foi utilizado um formulário que incluía as variáveis idade e sexo, grupos dentários, e os resultados mostraram que a faixa etária mais afetada foi entre os 35 e os 59 anos, sendo os grupos dentários mais afectados os molares inferiores seguidos dos molares superiores. A cárie dentária foi responsável por 72,9% das patologias. [13]

[14]Parejo, García, Montoro, Herrero, Herrero, Mayán , realizaram um estudo em Havana onde 162 estudantes foram diagnosticados com esta patologia.

No município de Santo Domingo existe um número muito elevado de pacientes com patologias agudas da polpa que, nalguns casos por falta de conhecimentos e noutros por falta de recursos, levam os estomatologistas a realizar tratamentos invasivos e de extração em dentes que podem ser tratados de forma conservadora. O objetivo deste estudo é reduzir a mortalidade dentária e, consequentemente, reduzir o número de pacientes que necessitam de tratamento protético.

Apesar de esta patologia ser tão comum, não há evidências de pesquisas anteriores sobre o tema no município.

Tendo em conta o que precede, coloca-se o seguinte problema científico:

Qual será a evolução do tratamento da pulpite aguda reversível serosa transitória (fase incipiente) prolongando o uso de eugenol como sedativo pulpar até 96 horas em pacientes atendidos no serviço de estomatologia da Policlínica Universitária de Ensino Manuel "Piti" Fajardo durante o período de março de 2022 a fevereiro de 2023 com esta patologia e que após 48 horas de sedação pulpar não conseguem uma evolução favorável com o tratamento?

Objectivos:

Objetivo geral:

Determinar a evolução do tratamento da pulpite aguda reversível serosa transitória (fase incipiente), prolongando o uso do eugenol como sedativo pulpar até 96 horas.

Objectivos específicos:

1. Descrever a amostra de acordo com a idade e o sexo.
2. Caracterizar a patologia de acordo com as variáveis clínicas de interesse.
3. Estabelecer a relação entre as variáveis clínicas da patologia pulpar e a evolução do tratamento.

Quadro teórico:

1. polpa

1.1 Embriologia da polpa

A polpa deriva da crista neural, as células da crista neural cefálica têm origem no ectoderma e migram ao longo da placa em direção aos maxilares superior e inferior, contribuindo para a formação dos órgãos dentários. Estes órgãos dentários vizinhos da lâmina sofrem uma atividade celular graças a milhares de células mesenquimatosas que proliferam ao mesmo tempo que se origina a papila dentária. [16]

A polpa é um tecido conjuntivo mesenquimal derivado da papila dentária. É na sexta semana de gestação, no ectoderma, que se inicia a formação do dente. Cohen. Cada folículo dentário inicia o seu processo de diferenciação em tecidos específicos, começando pela formação do futuro esmalte em torno da papila dentária.[16]

Inicialmente, observa-se uma forma de ferradura onde se depositam os futuros órgãos dentários, um vestibular e outro lingual, que mais tarde amadurecerão para formar as duas dentições que conhecemos. [16]

Na décima semana de gestação, a sua formação pode ser observada na fase de capa. A papila dentária está rodeada pelos dois órgãos do esmalte e por um tecido conjuntivo fibroso frouxo conhecido como saco dentário. [16]

O órgão do esmalte é o precursor do esmalte dentário e da papila dentária deriva a dentina e a polpa, razão pela qual o sistema pulpar é conhecido como órgão ou complexo dentina-polpa, uma vez que partilham a mesma origem embrionária. [17]

O saco dentário é, em última análise, responsável pela formação do ligamento periodontal, ao mesmo tempo que orienta a formação da raiz. [17]

Quando a papila dentária está a formar-se, pode observar-se uma rica rede de vasos capilares rodeados por um grande número de células e fibras do tecido conjuntivo. [17]

A papila dentária influencia a diferenciação dos tecidos ectodérmicos que formam o epitélio interno do esmalte na direção dos ameloblastos. Consequentemente, a atividade celular dos ameloblastos é estimulada pelos odontoblastos subjacentes que formam primeiro a dentina das cúspides. [17]

Quando os epitélios interno e externo do esmalte se fundem para formar a bainha epitelial de Hertwing, invaginando-se no tecido conjuntivo subjacente, determinando assim a futura junção amelocementária. A certa altura, a bainha epitelial de Hertwing desintegrar-se-á no saco dentário para estimular as células do tecido conjuntivo a diferenciarem-se em cementoblastos, que serão então depositados na superfície externa da dentina, também em criação, para iniciar o processo de formação da raiz. Assim, haverá também uma junção dentina-cemento. Quando a bainha epitelial não se separa dos órgãos do esmalte e ainda se invagina no tecido conjuntivo, formam-se pérolas de esmalte na superfície da raiz. [18]

Os primeiros sinais de formação de dentina coincidem com a primeira maturação da polpa, que é então constituída por células, um meio extracelular de colagénio e substância fundamental. É neste estádio primário de maturação que se evidenciam também os primeiros vasos simpáticos e os nervos que irão constituir o futuro feixe vasculonervoso. Pouco tempo depois, quando a raiz está no período de formação, desenvolvem-se os nervos sensoriais, o que explica o facto de alguns dentes decíduos ou permanentes recém-erupcionados não apresentarem elevada sensibilidade e poderem variar a resposta de alguns testes endodônticos.[17]

Uma vez formado o pré-dentino pelos odontoblastos, forma-se a polpa dentária propriamente dita, que coincide com a secreção de esmalte pelo ameloblasto. [18]

À medida que as células da polpa proliferam e amadurecem, ocorre a erupção do dente, estimulando a formação da raiz. Durante a formação das raízes, a bainha radicular é mantida no lugar, permitindo a morfologia da raiz. Se ela for interrompida pela presença abrupta de um vaso ou feixe, forma-se um canal diferente do original. No entanto, por codificação genética, a bainha sofre divisões que levarão à formação de mais raízes. [17]

Enquanto os odontoblastos formam a dentina radicular, a bainha radicular é interrompida pelas células do tecido conjuntivo do saco dentário e pelos cementoblastos que irão cobrir a futura raiz diferenciada. O cemento então deriva do saco dentário. Se algumas células da bainha radicular permanecerem no futuro ligamento periodontal, serão chamadas de remanescentes epiteliais de Mallasez, que serão precursores de lesões inflamatórias periapicais ou formarão neoplasias ou cistos radiculares. [16]

Quando duas ou mais raízes são formadas, a bainha radicular é praticamente interrompida por um diafragma cervical horizontal. [16]

Outros canais laterais são formados quando a bainha epitelial é interrompida por fibras do ligamento periodontal durante a sua inserção. A desintegração abrupta da bainha epitelial também leva à formação de canais acessórios. [17]

O forame apical ou forame apical maior é formado por codificação genética quando a proliferação epitelial cessa e o alargamento da raiz pára em relação à conclusão do processo de erupção. Esta paragem é precedida pela proliferação de cementoblastos que invaginam para o canal dentinário principal. [18]

Deve ser lembrado que a erupção dentária e a formação apical são muito mais precoces nas mulheres do que nos homens. Quando a terapia endodôntica direta ou indireta é realizada em polpas incompletamente formadas, o prognóstico melhora graças à irrigação abundante e à elevada atividade celular presente na área. A formação da polpa e dos tecidos de suporte tem a mesma maturação e o mesmo tempo. [1617,]. Durante o desenvolvimento dentário, podem ocorrer múltiplas alterações genéticas que dão origem a malformações nos três órgãos fundamentais do dente. Estas alterações vão desde a diminuição ou aumento do número de dentes, passando por alterações morfológicas como a amilogénese imperfeita, hipoplasias do esmalte, hipocalcificações, displasia da dentina, invaginações dentárias, taurodontismo, displasia ectodérmica, síndrome trico-dento-ósseo, displasias pulpares, odontodisplasia regional, hipofosfatasia, hipofosfatemia hereditária familiar e porfiria congénita. [17,18] A estas alterações juntam-se as interações medicamentosas que influenciam as fases de mineralização dos tecidos devido à grande afinidade de alguns componentes dos fármacos com o ião cálcio, como no caso das tetraciclinas devido à formação do complexo tetraciclina-ortofosfato de cálcio que resulta numa descoloração escura sob a forma de bandas nas superfícies dentárias. A 26ª semana é a altura em que o feto é mais sensível a estes medicamentos e, entre os 2 meses e os 2 anos de idade, os dentes podem tornar-se pigmentados e hipoplásicos. [17]

O consumo de hormonas endócrinas altera a formação das raízes, pelo que se sugere que se evite o seu consumo enquanto os dentes estiverem neste período. Consultar sobre os tempos de erupção, formação radicular e formação apical consoante a idade e o sexo. [16]

A radiação é outro fator que influencia a formação dos dentes, mas depende diretamente da intensidade e da duração da exposição ao tratamento de radioterapia.[17]

1.2 Histologia da polpa

A polpa dentária é um tecido conjuntivo que suporta uma série de estruturas vitais para a sua sobrevivência. É composta por uma matriz de colagénio disposta sob a forma de fibras entrelaçadas suspensas numa substância rica em proteínas de consistência gelatinosa que permite o transporte de nutrientes, resultando num tecido conjuntivo frouxo e resistente com capacidade de distensão, mas imerso numa cavidade não extensível denominada cavidade pulpar. [18]

Esta cavidade pulpar localiza-se no interior do dente e está bem diferenciada no interior da coroa, designada por câmara pulpar, e no interior das raízes, designada por canal ou ducto. [18]

A periferia da polpa dentária é a zona crítica do ponto de vista endodôntico, uma vez que é a zona mais rica em células com capacidade de diferenciação, abaixo dela uma zona pobre em células e mais internamente a própria polpa rica em fibras que se comportam como o esqueleto da polpa. Esta zona rica em células e localizada perifericamente em íntimo contacto com a dentina subjacente é formada por odontoblastos organizados numa paliçada ligada à pré-dentina que é uma malha de dentina ainda não mineralizada. [17,18]

Uma extensão citoplasmática é destacada do odontoblasto periférico, que passa através do pré-dentino e entra no túbulo dentinário. Esse túbulo dentinário é circundado por dentina extratubular e, por sua vez, por uma dentina intertubular que conecta os túbulos entre si. Existe também uma dentina que cobre internamente os túbulos, chamada dentina intratubular. Todos estes tipos de dentina tubular têm caraterísticas distintas. Dentro do túbulo, a extensão do odontoblasto viaja rodeada por um fluido intertubular que a mantém em suspensão e ocupa um terço do comprimento atual do túbulo; os restantes dois terços contêm apenas fluido. [17,18]

Os odontoblastos são responsáveis pela formação da polpa e de todos os tipos de dentina, quer sejam embrionários ou pós-embrionários. [18]

A economia celular da polpa envolve não só os odontoblastos mas também os fibroblastos, sendo estes últimos responsáveis pela formação de fibras de colagénio e podendo também diferenciar-se noutros tipos de células através de estímulos externos ou do envelhecimento. Estão também presentes outros tipos de células, como as células de defesa do sistema imunitário, como macrófagos, linfócitos, leucócitos e polimorfonucleares; os plasmócitos e os mastócitos farão parte da economia celular durante os processos inflamatórios. Consequentemente, os odontoblastos também se podem diferenciar em odontoclastos. [18]

Em resumo, o complexo dentina-polpa é representado pela dentina já mineralizada, uma pré-dentina menos complexa e compacta que a dentina, uma zona ou camada odontoblástica rica neste tipo de células, uma zona ou camada subodontoblástica não rica em células e a polpa propriamente dita rica em fibras e elementos vasculares.[18]

<u>Zona periférica da polpa</u>

- Adjacente à dentina calcificada e ao lado da pré-dentina, existem células odontoblásticas, dentro da qual existe uma camada subodontoblástica chamada zona livre de células de Weil (uma área de mobilização e substituição de odontoblastos). [19]

<u>Zona central da pasta</u>

- As principais células são os fibroblastos e os principais componentes extracelulares são a substância fundamental e o colagénio. [19]

Fibroblastos

- São as principais células da polpa. Sintetizam e segregam a maior parte dos componentes extracelulares (colagénio e substância triturada) e removem o excesso de colagénio ou participam na sua substituição na polpa por reabsorção das fibras de colagénio (através da ação de enzimas lisossomais, que digerem os componentes do colagénio). [19]

Odontoblast

- É a célula responsável pela dentinogénese, localizada na periferia da polpa. A sua principal função é a produção de dentina. São originárias das células mesenquimais periféricas da papila dentária. [19]

Defesa e outras células

- Encontramos células de defesa como os histiócitos, os macrófagos, os leucócitos polimorfonucleares e os linfócitos. Os histiócitos e os macrófagos eliminam bactérias e corpos estranhos. Os leucócitos estão envolvidos na inflamação da polpa. Os linfócitos estão envolvidos na formação de lesões e nas reacções imunitárias. [19]

Elementos estruturais e extra-estruturais

- Composto por fibras e substância moída. [18]

Fibras

- Formam uma estrutura reticular solta para suportar outros elementos estruturais da polpa.[18]
- As fibras presentes na polpa são principalmente colagénio de tipo I e de tipo III.[18]

Substância de base

- É uma massa amorfa semelhante a um gel, constituída principalmente por complexos de proteínas, hidratos de carbono, água, lipopolissacáridos e proteínas. [18]
- A substância fundamental envolve e suporta as estruturas e é o meio através do qual os metabolitos e os resíduos são transportados das células para os vasos. [18]

Fornecimento de sangue à polpa

- A principal função da microcirculação é o transporte de nutrientes e de produtos residuais de e para os tecidos. [19]
- No ápice e estendendo-se através da polpa central, uma ou mais arteríolas ramificam-se em arteríolas terminais, que se estendem até à camada odontoblástica, onde formam o plexo capilar.[19]
- No ápice, múltiplas vênulas emergem da polpa; essas vênulas se comunicam com

vasos sanguíneos que drenam o ligamento periodontal ou o osso alveolar adjacente.[19]

1.3 Fisiologia da polpa

A polpa desempenha um papel importante ao longo da vida porque é responsável por 4 funções importantes. [20]

Formativo

Uma vez formada a polpa no mesoderma através da papila dentária, esta encontra-se com o epitélio do esmalte interno proveniente do ectoderma, ativa os odontoblastos subjacentes e inicia o processo de formação da dentina, que forma a coroa e, posteriormente, a raiz ou raízes. A dentina forma-se ao longo da vida em diferentes alturas e com diferentes caraterísticas. Por exemplo, a dentina de desenvolvimento é a primeira dentina a formar-se. Depois forma-se uma dentina inicial, ortodentina ou dentina primária; esta dentina é tubular e um pouco desorganizada porque os odontoblastos não estão organizados. Depois encontramos a dentina do manto, que é a que está em contacto íntimo com o esmalte e o cemento. Como a dentina se forma em direção central, o número de túbulos dentinários diminui devido às múltiplas forças a que é submetida. Este tipo de dentina é conhecido como dentina funcional, ou secundária, por estar mais relacionada com estímulos; é também conhecida como dentina circumpulpar e corresponde à maior massa de dentina sob o manto. [20]

Se os estímulos externos forem intensos, forma-se uma dentina atípica como resultado de procedimentos operatórios, abrasivos, ácidos, cáries, erosivos, etc. É uma espécie de dentina cicatricial que compensa a dentina perdida pelo estímulo externo. Este tipo de dentina é terciária, reparadora, irregular ou defensiva. [20]Langerland propôs chamar-lhe dentina irritativa. Esta dentina não tem muita sensibilidade, uma vez que a direção do túbulo e a direção da extensão do odontoblasto são interrompidas. [20] Um maior grau de trauma pode obliterar o lúmen dos túbulos dentinários como forma de defesa. Esta dentina é mais conhecida como dentina traumática e a sua densidade é tal que parece mais densa e amarelada. A agregação tecidual ocorre em tal grau, condensando e aprisionando a matriz e as células, que é conhecida como osteodentina. Alguns autores acreditam que até os fibroblastos contribuem para a formação dessa dentina, embora essa não seja sua função.[20]

Nutritivo

A polpa mantém a dentina viva, fornecendo constantemente nutrientes e oxigénio aos odontoblastos e às suas extensões. Também fornece fluido constante para os túbulos dentinários. Esta função nutritiva provém do plexo capilar subodontoblástico na periferia da polpa. O feixe vasculonervoso entra através de um forame de 0,1 mm de diâmetro para se arborizar na parte mais larga da polpa na câmara, que pode ter 2-5 mm.

Formando um feixe de vénulas, arteríolas, linfáticos e terminações nervosas sensoriais. [20, 21]

Sensível

Todo o tecido conjuntivo, e a polpa não é exceção, necessita de um input neurológico para assegurar esta função com duas caraterísticas, o controlo vasomotor e a defesa. O controlo vasomotor rege a capacidade de dilatação ou contração do músculo do vaso sanguíneo, regulando assim o volume sanguíneo e a pressão intrapulpar. Isto permite que o sistema nervoso central reconheça um agressor e inicie uma resposta defensiva antes que se inicie um processo irreversível, controlando as contracções e as vasodilatações através de linhas aferentes e eferentes. No entanto, estas respostas sensoriais são multi-dependentes do indivíduo e estão relacionadas com a intensidade, o sexo, as emoções, as motivações, a personalidade, o carácter, as experiências passadas, a interpretação da dor, etc. [21]

Os neurónios aferentes da polpa provêm e são dirigidos em relação ao V nervo craniano, o nervo trigémeo, transportando o impulso para o tálamo onde se torna consciente e daí para o córtex cerebral onde a resposta é iniciada. Recorde-se que uma grande parte das fibras nervosas da polpa são amielínicas do tipo C e necessitam de despolarização como qualquer outra fibra nervosa para iniciar a resposta à dor. [21]Finalmente, a resposta chega a um grupo de fibras nervosas localizadas na zona celular da polpa, conhecido como plexo de Raschkow, do tipo A - delta mielinizado e o já conhecido C amielinizado. Estas fibras nervosas entram nos túbulos não mais do que um terço em direção coronal, o que explicaria a discrepância na perceção da dor em alguns doentes. [21] Defesa

Qualquer resposta da polpa a um agressor resulta numa resposta dolorosa, acompanhada de uma vasodilatação e de uma inflamação que recruta células do sistema imunitário que fornecem um sistema de resposta celular.[21]

2. Dolorbucodental

Evocando o termo definido pela Associação Internacional para o Estudo da Dor, esta poderia ser definida como uma experiência sensorial e emocional desagradável, relacionada com danos reais ou aparentes nos tecidos bucofaciais e descrita como se esses danos tivessem ocorrido. [22]

2.1 Causas comuns de dor oral.

Têm diferentes origens, podendo ser causadas por lesões infecciosas, traumáticas, auto-imunes, deficiências e, não raramente, tumorais. [22]

- Lesões infecciosas: são causadas por bactérias, vírus ou fungos que provocam gengivite, estomatite, pericoronarite, alveolite, pulpite, periodontite, abcessos dentoalveolares e ulcerações de vários tipos. [22]

- Lesões traumáticas: lesões acidentais como traumatismos, lesões mecânicas ou resultantes de intervenções estomatológicas invasivas, como exodontias, próteses ou cirurgias orais diversas. [22]
- Lesões auto-imunes: são menos comuns, geralmente envolvem todo o corpo, mas têm repercussões na cavidade oral, como a esclerodermia, que causa recessão gengival, ou a dermatomucomiosite, que causa queilite retrátil e lesões subgengivais. [22]
- Lesões de tipo carencial: avitaminose devida principalmente à carência de vitamina E e do complexo B, que predispõem a lesões inflamatórias e infecções. Existe outro tipo de dor não inflamatória relacionada com fugas de fluidos nos túbulos dentinários de várias substâncias, como a glicose hipertónica ou líquidos frios (dor dentinária).[22]

2.2 Classificação da dor oral

Existem muitas classificações baseadas em vários critérios, incluindo: qualidade da sensação, local da lesão tecidual, velocidade de propagação do impulso nervoso, entre outros. A classificação mais comummente utilizada refere-se à localização do recetor (dor somática ou visceral) e à velocidade de transmissão do sinal de dor através das vias nociceptivas (dor rápida ou lenta). [23]

A origem da dor oral está relacionada com a estrutura afetada; pode ser causada por noxes que produzem inflamação (infecções, traumatismos, manipulações estomatológicas, doenças auto-imunes e deficiências) e afetar diferentes tecidos. [23]

De facto, os danos somáticos são aqueles que ocorrem quando estruturas como os tecidos gengivais e subgengivais, as estruturas ósseas dos maxilares, bem como os vasos sanguíneos são afectados. Os nociceptores detectam danos nestas estruturas. [23]

Por outro lado, a dor neuropática é aquela que resulta da lesão direta das estruturas nervosas (troncos e fibras nervosas). Por exemplo, a dor dentária, causada pela circulação de líquidos hipertónicos ou muito frios através dos túbulos dentinários. Inervando estes túbulos estão fibras nervosas nociceptoras A-delta, que detectam o líquido no interior dos túbulos, iniciando assim o processo de dor. No entanto, as lesões inflamatórias da polpa dentária também têm um componente neuropático, pois envolvem as fibras sensoriais encontradas na polpa; igualmente típica é a nevralgia do trigémeo, que é tratada pela neurologia. [23] Existe ainda a chamada dor visceral, que tem origem nas cápsulas das vísceras sólidas (rins, fígado) e nas vísceras ocas, quer porque se distendem ou contraem exageradamente (estômago e intestinos). As lesões das glândulas salivares também podem provocar este tipo de dor. [23]

2.3 Mecanismos bioquímicos e fisiológicos envolvidos na origem do sinal de dor oral.

Na dor oral devida à inflamação, está representado um típico mecanismo de feedback positivo; o estímulo nociceptivo sobre o tecido (pulpar, periodontal, entre outros) promove a libertação de mediadores químicos de 2 origens: do plasma (bradicinina) e das células lesadas (prostaglandina E2 -PGE2-). Ambos actuam na terminação nervosa, que é sensibilizada pela ação da PGE2; a bradicinina completa a sua excitação, produzindo a geração de potenciais de ação na fibra nociceptiva e, consequentemente, a dor. [24]

Assim, a terminação nervosa não só é excitada, como tem a capacidade de libertar neuropeptídeos (substância P e péptido geneticamente relacionado com a calcitonina -CGRP-), que actuam nos mastócitos que rodeiam os vasos sanguíneos e estes libertam histamina e citocinas dos seus grânulos e prostaglandinas das suas membranas; aumentam a vasodilatação, bem como a permeabilidade vascular. Além disso, aumentam o fornecimento de novos mediadores químicos à zona, promovem uma maior ativação das fibras nervosas e perpetuam a inflamação. [23] Todos os eventos descritos são importantes para sabermos que, num procedimento cirúrgico que envolva tempo prolongado e traumático, o nível de mediadores químicos aumentará no tecido comprometido e, portanto, o processo inflamatório aumentará, assim como a dor; aspeto que deve ser levado em consideração no caso de exodontias traumáticas e prolongadas, ou qualquer outro tratamento cirúrgico endobucal. [25]

2.4 Tempo de duração da dor oral, sua intensidade e dimensões.

A diferenciação da dor oral de acordo com a sua duração é muito importante, uma vez que contribui para o diagnóstico da doença subjacente (função biológica ou de alerta da dor) e, consequentemente, para o tipo de tratamento a aplicar. É classificada, de acordo com a sua duração, em aguda (se durar menos de 3 meses) e crónica (se durar mais de 3 meses). A sua intensidade tem sido muito difícil de determinar, dada a sua forte componente subjectiva (pela referência do doente ou pela utilização de uma escala para a medir). [23]

Existem 3 níveis de intensidade da dor:

- Dor de intensidade ligeira: dor que, independentemente da sua origem, não compromete as actividades diárias do doente, pode ser tolerada e o tratamento é facultativo; na escala analógica da dor, é uma dor inferior a 4. [24]
- Intensidade moderada: requer tratamento imediato, se não for aliviada pode interferir com as actividades diárias do doente e criar um estado de ansiedade moderada. [24]
- Dor severa: interfere claramente com as actividades do doente, prostra e imobiliza,

cria um estado de ansiedade extrema e, por conseguinte, requer tratamento urgente.[24]

No âmbito estomatológico, considera-se que a causa de dor de máxima intensidade ou dor severa é a produzida pela cirurgia de extração dos terceiros molares, que não só é a mais traumática e dolorosa, como também pode ser mais intensa horas após o procedimento. Considera-se igualmente severo, mas menos do que o referido para os terceiros molares, o desconforto produzido pela extração de raízes retidas. É aceite que os procedimentos que envolvem tecido ósseo são os mais severos em intensidade, ao contrário das cirurgias de tecidos moles ou das extracções simples que produzem maioritariamente dor moderada. [24]

Independentemente da duração da dor ou da sua origem tecidular, a intensidade determina frequentemente a abordagem terapêutica, ou seja, indica se deve ser utilizado um medicamento para a dor ligeira ou moderada ou outro para a dor intensa. Deve também ter-se em conta que a magnitude da lesão nem sempre é proporcional à intensidade da dor, uma vez que pequenas lesões podem causar dores de grande intensidade.[24]

2.5 Teorias actuais sobre a perceção da dor oral

Os mecanismos que transmitem os estímulos térmicos, químicos, eléctricos ou tácteis através da dentina não são totalmente compreendidos. Além disso, o facto de a dentina ser inervada ou de os odontoblastos serem transdutores de impulsos nervosos, bem como a visão tradicional de que a irritação da dentina é o único estimulante dos nociceptores, são controversos. [25]

Foram postuladas várias teorias sobre a sensibilidade da dentina:

- Estimulação do nervo da dentina (inervação da dentina): O facto de a dentina ser inervada tem sido uma questão de debate. Além disso, os estudos sobre a inervação dentária baseados na coloração química dos elementos nervosos são algo enganadores. Tradicionalmente, os sais de prata têm sido utilizados para identificar a distribuição das fibras nervosas porque o tecido nervoso tem afinidade por eles; no entanto, também coram o colagénio e as fibras reticulares. [25]
- Teoria do recetor da dentina: Considera-se que os odontoblastos e os seus prolongamentos funcionam como mecanismos receptores da dentina e estão, portanto, envolvidos na iniciação e transmissão de estímulos sensoriais na dentina; no entanto, as junções sinápticas, que são essenciais para a condução nervosa entre as células nervosas e os prolongamentos odontoblásticos, não foram totalmente identificadas. [25]
- [25]Teoria hidrodinâmica: Em 1963, Brannstrom colocou a hipótese de que a dor na

dentina e a deslocação odotontoblástica estão relacionadas. O fluido da polpa dentária expande-se e contrai-se em resposta ao estímulo. O conteúdo dos túbulos dentinários move-se para dentro ou para fora da polpa em resposta a um determinado estímulo, porque os líquidos têm um coeficiente de expansão mais elevado do que a dentina sólida. Existe um movimento rápido do fluido dentinário da polpa para o exterior, por atração capilar, através das aberturas dos túbulos dentinários expostos. Assim, a estimulação térmica, a destartarização, a preparação da cavidade e a colocação de açúcar provocam a saída de fluido dentinário. [25]

3. Doenças pulpares e periapicais

3.1 Definição.

Doença da polpa: É a resposta da polpa na presença de um irritante, ao qual ela primeiro se adapta e, na medida do necessário, se opõe, organizando-se para resolver favoravelmente a ligeira lesão ou disfunção provocada pela agressão; se esta for grave (como uma ferida pulpar ou uma cárie muito profunda) a reação pulpar é mais violenta, pois não consegue adaptar-se à nova situação, tenta pelo menos uma resistência longa e passiva em direção à cronicidade; se não o conseguir, ocorre uma necrose rápida e, mesmo que atinja o estado crónico, perece completamente ao fim de algum tempo. [26]

Doença periapical: Inclui doenças inflamatórias e degenerativas dos tecidos que rodeiam o dente, principalmente na região apical. A doença pulpar, se não for tratada atempadamente ou de forma adequada, propaga-se ao longo do canal e atinge os tecidos periapicais através do forame. Este processo pode ser violento, agudo, lento e geralmente assintomático, constituindo assim um processo crónico. [26]

3.2 Epidemiologia

A maioria das urgências nas nossas clínicas dentárias deve-se a patologias pulpares e periapicais, porque, apesar das medidas profilácticas preventivas e curativas contra a cárie dentária, esta continua a ser a doença mais comum nos seres humanos, com uma prevalência média de 90%. O seu comportamento varia de país para país, influenciado pelo estilo de vida, ambiente e sistema de saúde. [27]

Por conseguinte, a cárie dentária tem sido até agora o fator etiológico mais frequente na incidência de doenças da polpa, no entanto, o traumatismo dentário está a aumentar consideravelmente e pode tornar-se o fator etiológico número um na perda de tecido pulpar no futuro.[27]

3.3 Classificação dos estados pulpares e periapicais.

Classificação histopatológica

A maioria dos autores classifica as doenças da polpa em inflamatórias ou pulpites, regressivas e degenerativas ou pulposes e morte ou necrose pulpar.

Classificação Patogénica da Inflamação Pulpar (Baume, Fiore Donno e Pheulpin et al.) 27

- Inflamação aguda (pulpite incipiente): vasodilatação, estase circulatória, hemorragia intersticial, edema, mobilização intravascular de leucócitos.
- Inflamação aguda (pulpite aguda): diapedese localizada de neutrófilos e eosinófilos, exsudação serosa, microabscessos, fagocitose.
- Inflamação crónica (pulpite crónica): infiltração difusa de linfócitos e plasmócitos, mobilização de histiócitos e macrófagos, degenerescência calcificada e fibrosa, formação de úlceras no local de exposição. [27]
- Inflamação de abcessos (pulpite supurativa): Microabscessos, encapsulamento fibroso, abcessos múltiplos com necrose de liquefação, edema generalizado e exsudação serosa, trombose. [27]
- Necrobiose aguda: inflamação flegmonosa difusa total, infeção total, infeção secundária, gangrena. [27]
- Necrobiose crónica: infiltração plasmocitária geral, lise cística com necrose de liquefação, vacúolos. [27]

Classificação histopatológica da inflamação pulpar (Rebel 1954)28

- Hiperemia prostática
- Pulpite aguda
  - Pulpite serosa

Parcialmente circunscrito Totalmente circunscrito Totalmente difuso

  - Pulpite purulenta

  Abcesso parcial circunscrito totalmente difuso

- Pulpite crónica
  - Pulpite fechada

    Serosa crónica Purulenta crónica Purulenta crónica Granulomatose interna

  - Pulpite aberta

    Ulcerativa Granulomatosa

  - Necrose infecciosa
  - Necrose gangrenosa
  - Periodontite apical

Classificação anatómica dos estados pulpares (Seltzer e Bender 19)[29]

- Polpa intacta sem inflamação
- Polpa atrófica (pulposis)
- Pulpite aguda
- polpa intacta com células inflamatórias crónicas (fase de transição)
- Pulpite crónica Parcial

 Com necrose parcial devido a liquefação

 Com necrose parcial da coagulação

- Pulpite total crónica
- Necrose pulpar total

Classificação Histopatológica das Doenças Pulpares (Grossman 1965)[30]

- Hiperemia
- Pulpite

 Serosa aguda

 Supurativa aguda

 Ulcerosa crónica

 Hiperplásico crónico

- Degenerações

 Cálcio

 Fibroso

 Atrófico

Massa lubrificante

Reabsorção interna

- Necrose da polpa ou gangrena[30]

Classificação clínica

A classificação clínica das doenças da polpa baseia-se principalmente nos sintomas. Não existe uma correlação clínica entre os achados histopatológicos e os sintomas existentes. O valor da classificação clínica reside na sua utilização na clínica para determinar os cuidados e o tratamento adequados, o prognóstico endodôntico e até mesmo as necessidades protéticas do dente. [30]

Classificação clínica da Faculdade de Medicina Dentária da Universidade Central da Venezuela baseada em Baume e Fiore-Donno (1962).[31]

- Classe I ou Grau I: Polpa Vital Assintomática; Polpas assintomáticas, lesionadas ou acidentalmente expostas ou próximas de uma cárie profunda ou cavidade profunda, mas susceptíveis de serem protegidas por capeamento pulpar. [31]
- Classe II ou Grau II: Pulpite reversível; Polpas com sintomas clínicos dolorosos, mas passíveis de terapia conservadora por medicamentos, capeamento pulpar ou pulpotomia vital. [31]
- Classe III ou Grau III: Pulpite irreversível; Polpas com sintomatologia clínica, em que o tratamento conservador não está indicado, sendo necessário efetuar a remoção da polpa e a respectiva obturação do canal. [31]
- Classe IV ou Grau IV: Polpa necrótica sem periodontite apical crónica; Polpas necróticas com infeção da dentina radicular, que requerem tratamento antissético do canal radicular. [31]
- Classe V ou Grau V: Polpas necróticas com lesão periapical ou periodontite apical crónica. [31]

Classificação clínica de Pumarola S. e Canalda S. com base em Walton e Torabinejad[32]

- Pulpite reversível

Sintomático (hiperemia pulpar)

Assintomático

- Pulpite irreversível

Sintomático: Seroso ou purulento

Assintomático: Ulcerativo ou hiperplásico

- Necrose da polpa

[a]Classificação Clínica das Doenças Pulpares de Grossman (11ª edição)[33]

Inflamação da polpa (pulpite)

- Pulpite reversível

Sintomático (agudo)

Assintomático (crónico)

- Pulpite irreversível

Aguda

- anormalmente sensível ao frio

- anormalmente sensível ao calor

Crónica

- assintomático com exposição pulpar
- pulpite hiperplásica
- reabsorção interna

- Degeneração da polpa

Cálcio (diagnóstico radiográfico)

Outros (diagnóstico histopatológico)

- Necrose

[33] Classificação Clínica das Doenças Periapicais de Grossman (1ª edição) Doenças perirradiculares agudas.

- Abcesso alveolar agudo
- Periodontite apical aguda

Vital

Não vital

- Doenças perirradiculares crónicas com zona de rarefação

Abcesso alveolar crónico

Granuloma

Quisto

Osteíte condensada

Reabsorção radicular externa

Classificação clínica das afecções pulpares e periapicais [34]

- Pulpite inicial (pulpite reversível).

Hiperemia pulpar.

Pulpite transitória.

- Pulpite aguda irreversível.

Pulpite serosa.

Pulpite supurativa

- Pulpite crónica irreversível.

Ulcerativa.

Hiperplásico

- Reabsorções patológicas dos dentes.

Reabsorções externas

Reabsorções internas

- Necrose pulpar.

Degeneração da polpa

Calcificações.

- Processos periapicais agudos.

Periodontite apical

Abcesso agudo.

- Processos periapicais crónicos

Abcesso crónico

Granuloma apical

Cisto apical.

Classificação clínica das afecções pulpares e periapicais[35]

No nosso país, decidiu-se agora utilizar uma classificação baseada nos sintomas clínicos e no exame radiográfico, a fim de tornar simples e prático o diagnóstico e a seleção da terapia adequada.

- Polpa vital assintomática.
- Hiperestesia da dentina.
- Polpa inflamada reversível.
- Polpa inflamada degenerando até se tornar irreversível.
- Polpa necrótica sem área de rarefação apical.
- Polpa necrótica com área de rarefação apical.

Classificação das doenças pulpares e periapicais segundo Tobón e inserindo a classificação histopatológica descrita por Álvarez Valls.[35]

- Polpa vital:

Estado reversível.

Estado irreversível.

- Polpa não vital:

Condição crónica.

Estado agudo.

- Polpa vital reversível:

Hiperemia pulpar.

Pulpite serosa aguda transitória (fase incipiente).

- Polpa vital irreversível:

Pulpite serosa aguda (instalada).

Pulpite supurativa aguda.

Reabsorções internas.

Pulpite crónica granulomatosa e ulcerosa.

- Polpa crónica não vital:

Abcesso alveolar crónico.

Granuloma apical.

Cisto apical.

Necrose da polpa.

- Polpa aguda não vital:

Periodontite apical.

Abcesso alveolar agudo.

3.4 Diagnóstico e tratamento de doenças reversíveis e irreversíveis da polpa vital

Hiperemia pulpar.

Estamos na presença de uma pulpite inicial reversível quando a microcirculação no tecido pulpar está alterada e a velocidade do sangue circulante aumenta, quando os sinais e sintomas clínicos correspondem a hiperemia, um estado pré-inflamatório que denota congestão sanguínea e constitui um sinal de alerta indicando que a resistência da polpa atingiu o limite máximo de tolerância fisiológica, a resposta dolorosa ocorrerá perante estímulos mecânicos, térmicos e eléctricos. Se, nesta altura, a causa desta condição não for eliminada e a irritação da polpa continuar, esta progredirá para uma pulpite irreversível.[36]

Diagnóstico clínico

Interrogatório: doentes e familiares

Refere-se: Dor

Caraterísticas da dor:

- Sensação dolorosa às alterações térmicas (frio e calor).
- O tempo refratário da sensação dolorosa é mínimo e a sensação desaparece rapidamente quando o estímulo cessa.
- Sem história de dor espontânea.[37]

Exame clínico:

- Evidência de cárie, recorrência ou obturação defeituosa.
- Efeitos secundários de um traumatismo.
- Cúspides fissuradas.
- Lesões cervicais com dentina exposta.
- Doença periodontal.
- Disfunção oclusal.
- Bruxismo. [37]

Transiluminação:

- Translúcido. [38]

Ensaios eléctricos:

- Positivo.
- Maior sensibilidade. [38]

Ensaios térmicos:

- Positivo.
- Sensível ao calor e ao frio. [38]

Percussão:

- Negativo. [38]

Exame radiográfico:

- Só é útil para detetar cáries proximais se estas estiverem presentes, uma vez que não são observadas outras alterações radiográficas.[38]

Tratamento:

Eliminar a causa:

Cáries

- Cáries de grau II: Remoção do tecido cariado, proteção do complexo dentina-polpa e obturação definitiva. [39]

- Cárie de grau III: Remoção do tecido cariado, proteção do complexo dentina-polpa e obturação definitiva. [39]
- Cárie de grau IV: Remoção do tecido cariado, proteção do complexo dentino-pulpar (capeamento pulpar direto com hidróxido de cálcio) e obturação definitiva. [39]

Microfiltrações: Remover as obturações, avaliar o tecido remanescente, colocar a base intermédia e a obturação definitiva. [39]

Trauma: Proteção do complexo dentina-polpa e obturação definitiva. Laserterapia: aplicação de laser na cavidade após remoção de tecido cariado, obturação por filtração, ou avaliação do dente traumatizado e aplicação na projeção do ápice radicular.[39]

<u>Pulpite serosa aguda transitória (fase incipiente).</u>

Nesta fase surge uma reação inflamatória onde se verifica um aumento do fluxo sanguíneo, aumento do volume dos vasos, seguido de um aumento da permeabilidade vascular, compatível com uma pulpite aguda, que se pode designar por transitória, onde estabelecendo um bom diagnóstico e uma adequada proteção do complexo dentino-pulpar, a polpa pode ser reposta ao normal.[40]

Diagnóstico clínico

Dor transitória ligeira a moderada que pode parecer espontânea, sensação dolorosa a alterações térmicas e outros estímulos que demora mais tempo do que na hiperemia a desaparecer, a dor é aliviada com analgésicos. [40]

Exame clínico:

- São observadas cáries, obturações defeituosas e recidivas: quando presente, é possível uma infeção bacteriana da polpa. [40]
- Bruxismo: É responsável por lesões correspondentes a pulpites reversíveis. Forças excessivas ao ranger os dentes provocam alterações pulpares. [40]
- Doença periodontal: A infeção da polpa ocorre frequentemente quando temos doença periodontal devido a canais acessórios que vão do periodonto à polpa e vice-versa. [40]
- Disfunção oclusal: ocorrem alterações fisiológicas no tecido pulpar devido a desarmonias oclusais que criam forças extremas em áreas específicas da arcada dentária.[41]
- Consequências do traumatismo dentário: O impacto do traumatismo traz alterações relacionadas com a pulpite reversível. Se houver uma fratura, esta é uma via de infeção bacteriana através dos túbulos dentinários expostos. [41]

Tratamentos operatórios realizados: Alguns procedimentos operatórios têm uma ação traumática sobre o tecido pulpar, por exemplo, a preparação de cavidades sem refrigeração adequada ou danos nos dentes vizinhos durante a extração de dentes. [42]

Abrasão ou atrito: Esta condição afecta o tecido pulpar.

- Teste elétrico: hipersensibilidade.
- Teste térmico: hipersensibilidade ao frio.
- Percussão: negativo
- Exame radiográfico: só foi possível detetar cáries proximais.[41]

Tratamento:

Consiste, em primeiro lugar, na eliminação da causa do problema, na sedação parcial e na proteção do complexo dentina-polpa através de um selamento temporário com óxido de zinco e eugenol e posterior obturação definitiva. Para além disso, são aplicadas a laserterapia, a homeopatia, a acupressão, a auriculopunctura, a sugestão e a hipnose. [43]

Pulpotomia.

Se a sintomatologia dolorosa não ceder com as terapêuticas anteriores, é efectuada uma pulpectomia ou pulpotomia com o objetivo de manter a polpa dos canais radiculares vitais, através da amputação coronal e da aplicação de um medicamento que desinfecta e fixa o remanescente pulpar sem desvitalizar o tecido. Esta técnica consiste na remoção de toda a polpa coronal, deixando intacto o tecido vital dos canais radiculares. Os cotos da polpa radicular amputada são cobertos com um medicamento que irá promover a cicatrização ou fixação do tecido para além da interface entre o penso medicamentoso e o coto pulpar.[44]

Antes de decidir a aplicação desta terapia, é necessário avaliar os sinais clínicos e a idade do doente e cumprir os seguintes requisitos:

- Hemorragia normal (não deve exceder 5 min).
- Caraterísticas do tecido pulpar remanescente (sem liquefação).
- Grau de destruição coronária, com possibilidade de restauração.
- Avaliação do medicamento a utilizar em função da idade. [44]

Indicações:

- Molares permanentes com sinais de vitalidade pulpar.
- Em dentes permanentes imaturos.[45]

Técnica operatória para a realização de Pulpotomia:

- Radiografia periapical anterior e diagnóstico.

- Anestesia do dente a tratar, nunca intrapulpar.
- Eliminar as cáries remanescentes.
- Isolamento absoluto.
- Acesso à câmara.
- Amputação e remoção da polpa da câmara com broca redonda #5 ou discoide (colher afiada).
- Lavagem com soro fisiológico ou água destilada.
- Hemostase com algodão esterilizado.
- Terapia laser.
- Evitar os detritos e a pressão excessiva sobre o tecido pulpar remanescente.
- Seleção do medicamento a utilizar para a proteção da polpa:

  Hidróxido de cálcio (molares permanentes jovens e incisivos traumatizados com ápices imaturos).

  Formocresol diluído a um quinto durante 5 minutos (molares permanentes de adultos).

  Outros, como glutaraldeído a 2 %, sulfato férrico.
- Controlo de raios X.
- Colocação da base intermédia e restauro.
- Controlos clínicos e radiográficos de 3 em 3 meses até um ano.[46]

Pulpite serosa aguda (instalada).

Na fase inicial da pulpite serosa aguda, continuam a surgir alterações no ambiente microcirculatório sanguíneo se a doença não for tratada atempadamente e, como consequência da transferência de fluidos plasmáticos, há um aumento da viscosidade do sangue e uma diminuição da velocidade da corrente circulatória, estabelecendo-se a dinâmica da inflamação e transformando o quadro clínico numa pulpite irreversível.[47]

- Diagnóstico clínico: a sintomatologia dolorosa agrava-se em relação à fase incipiente.
- Exame clínico: evidência de cárie, recidiva, obturação defeituosa, traumatismo dentário, tratamento conservador, abrasão, atrito, doença periodontal, disfunção oclusal e bruxismo.
- Teste elétrico: hipersensibilidade.
- Teste térmico: hipersensibilidade ao frio.
- Percussão: negativo.

- Exame radiográfico: apenas as cáries proximais seriam detectadas.
- Tratamento: uma vez estabelecida e definida a irreversibilidade da polpa, procede-se à pulpotomia ou ao tratamento pulporadicular. São igualmente aplicadas técnicas de laserterapia, acupunctura e homeopatia.[48]

Pulpite supurativa aguda

A pulpite serosa aguda já instalada pode evoluir rapidamente para uma pulpite purulenta aguda, dependendo da resistência e da defesa do órgão pulpar, bem como do grau de virulência bacteriana ou da irritação do agente patogénico.[49]

- Diagnóstico clínico: a dor é espontânea, moderada a grave, latejante, constante, persistente, irradiante nas fases iniciais e localizada nas fases avançadas, aumenta com as alterações posturais, aumenta com o calor e diminui com o frio. [50]
- Exame clínico: evidência de cárie, recidiva, obturação defeituosa, traumatismo dentário, tratamento conservador, abrasão, atrito, doença periodontal, disfunção oclusal e bruxismo.
- Teste elétrico: positivo, sensibilidade aumentada ou diminuída em função da lesão da polpa. [51]
- Teste térmico: maior sensibilidade ao calor do que ao frio.
- Percussão: negativa, pode ser positiva em períodos mais avançados da doença.
- Exame radiográfico: apenas as cáries proximais ou a recorrência de cáries seriam detectadas.
- Tratamento: pulporradicular numa única sessão. Pulpotomia quando o tratamento pulporradicular não é possível, como tratamento alternativo. São também aplicadas técnicas de laserterapia, acupunctura e homeopatia.[52]

Pulpite crónica granulomatosa e ulcerosa

A pulpite aguda pode evoluir lentamente para a pulpite crónica através de uma modificação da relação entre o agente lesivo e o hospedeiro, em que o agente lesivo não morre, mas apenas fica enfraquecido e a reação exsudativa aguda provoca uma transição para a inflamação crónica e conduz a uma pulpite crónica hiperplásica ou granulomatosa, a um pólipo pulpar ou a uma pulpite crónica ulcerada. Esta alteração pulpar é geralmente observada em pacientes jovens, como resultado de uma irritação de baixa intensidade e de longa duração numa polpa capaz de resistir a esta ação irritante.[53]

- Ensaio térmico: aumento discreto das variações térmicas.
- Percussão: negativo.
- Exame radiográfico: lesão cariosa extensa ou fratura coronária comunicando com a

câmara pulpar.

- Tratamento: pulporadicular ou biopulpectomia. Pulpotomia com hidróxido de cálcio em dentes com formação radicular incompleta.[54]

Reabsorções radiculares internas

A reabsorção é uma condição associada a um processo fisiológico ou patológico que resulta numa perda de substância tecidular, como a dentina, o cemento e o osso alveolar. A reabsorção interna inicia-se na cavidade pulpar. Quando a reabsorção se origina na coroa do dente e atinge o esmalte, é chamada de reabsorção interna.

pode ser observada uma mancha cor-de-rosa que é conhecida como "dente cor-de-rosa". Existe uma reabsorção externa que se inicia no periodonto e afecta a superfície externa do dente e existe uma reabsorção idiopática sem causa aparente. Esta secção descreve a reabsorção interna, que sempre foi um mistério difícil de decifrar.[52]

- Diagnóstico clínico: assintomático, podendo ocorrer dor em caso de perfuração. [53]
- Exame clínico: cáries, obturações profundas, exposição pulpar, sequelas de traumatismos dentários, coloração rosada ao nível da câmara pulpar. [53]
- Teste elétrico: diminuição da sensibilidade. [53]
- Teste térmico: sensibilidade diminuída. [53]
- Percussão: negativo[53]
- Exame radiográfico: imagem radiolúcida de alargamento da câmara pulpar ou do canal radicular de forma assimétrica.[53]
- Tratamento: É necessária cirurgia pulporradicular e por vezes periapical. Durante a preparação biomecânica, deve ser efectuada uma irrigação abundante com hipoclorito de sódio a 5%, que tem um grande poder bactericida, e deve ser aplicada uma cura medicinal de hidróxido de cálcio quimicamente puro associado a paramonoclorofenol canforado, interrompendo assim o processo de reabsorção e obturando posteriormente o canal radicular, de preferência com guta-percha termoplástica. Têm sido obtidos bons resultados com a aplicação de laserterapia e tratamentos homeopáticos. [53]

4. **Eugenol.**

O eugenol é um derivado fenólico vulgarmente conhecido como essência de cravinho, que também pode ser extraído da pimenta, do louro, da canela, da cânfora e de outros óleos. Trata-se de um líquido de consistência oleosa, de cor amarela clara, com um aroma caraterístico, pouco solúvel em agulha e solúvel em álcool. [55]O óleo de cravo-da-índia é utilizado desde o século XVI, até que Chisolm, em 1873, o introduziu na medicina dentária e recomendou a sua mistura com óxido de zinco para formar uma massa de eugenolato de zinco que poderia ser aplicada diretamente nas cavidades cariosas. Com a evolução do conhecimento das suas propriedades farmacológicas, a sua utilização tornou-se mais comum, específica e selectiva até aos dias de hoje, em que é utilizado em diferentes áreas da medicina dentária com diversas finalidades, principalmente para a supressão da dor. O eugenol é utilizado em estomatologia, frequentemente misturado com óxido de zinco, como material de preenchimento temporário, e é um componente de preparações de higiene oral. É por vezes utilizado como aromatizante. Também tem sido utilizado como sedativo pulpar, agente de cimentação temporário, penso cirúrgico, obturação de canais radiculares, anestésico tópico, protetor dentário, desinfetante em obturações de canais radiculares e capeamento pulpar.[55]

4.1 Propriedades farmacológicas.

Libertação e difusão do Eugenol

Quando o eugenol se liga ao óxido de zinco, ocorre uma reação de quelação, formando eugenolato de zinco (ZOE). Quando examinado ultra-estruturalmente, o cimento ZOE consiste em grãos de óxido de zinco embebidos numa matriz de eugenolato de zinco, cujas unidades estão ligadas por forças de Van der Waals e interação interpartículas, tornando o cimento mecanicamente fraco. Quando exposto a um meio aquoso, como a saliva ou o fluido dentinário, ocorre a hidrólise do eugenolato de zinco, produzindo eugenol e hidróxido de zinco. Assim, o Eugenol libertado do ZOE pode difundir-se através da dentina e entrar na saliva. A libertação de Eugenol não é marcadamente afetada pela proporção da mistura de óxido de zinco-eugenol, mas pela espessura da dentina remanescente entre a câmara pulpar e a cavidade preenchida com ZOE. A capacidade do Eugenol para se difundir através da dentina é afetada por vários factores, tais como: o cálcio nos túbulos dentinários, que forma um quelato com o Eugenol, e a ligação do Eugenol à matriz orgânica da dentina, especialmente ao colagénio. [56]

Modos de ação

Os seus efeitos e os mecanismos de ação postulados são múltiplos.

Uma das propriedades atribuídas ao Eugenol é o alívio da dor quando aplicado nos órgãos dentários. O Eugenol é um bloqueador irreversível da condução nervosa e, em baixas concentrações, é capaz de reduzir a transmissão sináptica na zona neuromuscular. Vários estudos concluíram que o Eugenol inibe a ciclo-oxigenase, favorecendo o efeito analgésico e anestésico através da inibição da biossíntese das prostaglandinas. Em concentrações baixas, o Eugenol inibe reversivelmente a atividade nervosa, como um anestésico local. Após exposição a concentrações elevadas de Eugenol, a condução nervosa é irreversivelmente bloqueada, o que indica um efeito neurotóxico. O eugenol reduz igualmente a transmissão sináptica na junção neuromuscular. As fibras nervosas sensoriais e as suas funções desempenham um papel importante na geração da resposta inflamatória, uma vez que os nervos sensoriais da polpa dentária contêm péptidos vasoactivos, como a substância P, o péptido relacionado com o gene da calcitonina e outros. O facto de o Eugenol inibir a atividade nervosa e os componentes vasculares da resposta inflamatória, bem como a relação entre estes elementos, pode estar relacionado com os seus possíveis efeitos anti-inflamatórios.[56]

O eugenol inibe a quimiotaxia dos neutrófilos e a produção de aniões superóxido a baixas concentrações (não tóxicas). Verificou-se que o eugenol actua como um inibidor competitivo da prostaglandina H (PGH) sintetase e impede a ligação do ácido araquidónico a esta enzima com a consequente formação de PGH. O óleo de cravo demonstrou ser um potente inibidor da formação de tromboxano e da agregação plaquetária no sangue humano in vitro. Tanto as prostaglandinas (PGs) como os leucotrienos (LTs) são importantes mediadores da resposta inflamatória. A PGE2 e alguns LTs aumentam o fluxo sanguíneo e a permeabilidade vascular e, em concentrações fisiológicas, sensibilizam as terminações nervosas.[56, 57]

Os efeitos das espécies reactivas de oxigénio são eventos moleculares relacionados com danos nos tecidos. Numerosos estudos demonstraram a capacidade antioxidante do Eugenol e dos compostos relacionados (como o isoeugenol) para inibir a peroxidação lipídica induzida por espécies reactivas de oxigénio. Inibe também a formação de radicais superóxido no sistema xantina-xantina oxidase, bem como a geração de radicais hidroxilo, impedindo a oxidação do $Fe2+$ na reação de Fenton, que gera este radical, um dos mais agressivos para os tecidos, devido a todas as reacções que desencadeia. Esta propriedade quimiopreventiva pode ser devida à sua atividade de eliminação dos radicais livres.[56]

Em concentrações elevadas tem um efeito bactericida, uma ação que tem sido atribuída aos fenóis por degeneração de proteínas, resultando em danos na membrana celular, enquanto que em concentrações baixas tende a estabilizar as membranas celulares, o que impede a penetração de bactérias nos canais da dentina. Os resultados sugerem que o Eugenol inibe o crescimento de vários organismos fúngicos patogénicos, isoladamente ou em combinação (Eugenol - Timol, Eugenol - Carvacrol), o que pode ser eficaz no tratamento de doenças infecciosas orais. Os efeitos antibacterianos do óxido de zinco - Eugenol e de outros materiais foram também estudados contra bactérias aeróbias e anaeróbias.[56, 57]

Como vimos, os efeitos farmacológicos do Eugenol são complexos e dependem da concentração de Eugenol livre a que o tecido é exposto.[57]

Podem ser obtidas concentrações baixas por difusão do Eugenol do ZOE através da camada de dentina intacta. A aplicação de ZOE no obturador após a escavação de cáries profundas pode exercer efeitos sedativos e anti-inflamatórios. Quando se aplica o Eugenol ou o ZOE em contacto direto com o tecido vital, libertam-se concentrações elevadas capazes de produzir efeitos citotóxicos sobre o mesmo, pelo que se recomenda que a aplicação direta de Eugenol seja efectuada quando o procedimento endodôntico se prolonga por alguns dias. [57]

As acções farmacológicas do Eugenol podem afetar negativamente outras funções importantes de algumas células de tecidos danificados, o que está intimamente relacionado com a forma como é utilizado. Assim, o Eugenol pode inibir a atividade do nervo periapical, mas, ao mesmo tempo, concentrações elevadas de Eugenol podem também ser tóxicas para o nervo periapical, e ambos os efeitos podem influenciar a diminuição da perceção da dor. Da mesma forma, através da inibição da síntese de prostaglandinas e leucotrienos, o Eugenol ajuda na resolução da inflamação do tecido periapical, mas, ao mesmo tempo, a contribuição das prostaglandinas, especialmente da PGE2, é de grande relevância para esta doença, especialmente a PGE2, na reabsorção óssea, uma vez que se pensa que os fibroblastos dos quistos apicais sintetizam PGE2 sob estimulação linfocitária, o que estimula os osteoclastos a reabsorverem o osso. O efeito do eugenol na quimiotaxia dos neutrófilos e na eliminação dos radicais livres pode também contribuir para a resolução da inflamação apical através do seu efeito bactericida, mas estes componentes inflamatórios também causam danos nos tecidos quando a resposta é exacerbada. [57]

Toxicidade

Embora a sua aplicação seja comum, o Eugenol pode causar lesões cáusticas ou queimaduras superficiais quando aplicado diretamente e em concentrações elevadas nos tecidos moles. A gravidade dos danos é proporcional ao tempo de exposição, à dose e à concentração. Foi demonstrado que o Eugenol apresenta diferentes tipos de toxicidade in vivo e in vitro, tais como danos diretos nos tecidos, dermatite, reacções alérgicas, danos no fígado, coagulação intravascular disseminada, hipoglicemia grave e mesmo morte por falência múltipla de órgãos. Foi demonstrado que o eugenol puro em concentrações superiores a 10-4 mol/L inibe a migração celular e modifica a síntese de prostaglandinas, afectando a respiração celular, a atividade mitocondrial e produzindo alterações graves na atividade enzimática da membrana celular.Outros estudos aprofundaram os efeitos da aplicação tópica do óleo de cravinho na mucosa labial e observaram uma desnaturação progressiva e a fixação do citoplasma na superfície do epitélio, seguida de liquefação do tecido, edema, perda de pontes intercelulares e dissolução de algumas fibras musculares superficiais. Um grupo de investigadores, liderado por Garza Padilla e Toranzo Fernandez, realizou um estudo de toxicidade de várias formulações de Eugenol em coelhos, analisando amostras de pele, fígado, rins e cérebro, e obteve como resultado uma toxicidade local grave no local de aplicação, em todos os casos, praticamente com alterações semelhantes, com predomínio de necrose isquémica, provavelmente como consequência de danos diretos e espasmos vasculares. Em concentrações elevadas, o Eugenol estimula a libertação de superóxido dos neutrófilos, o que aumenta os danos nos tecidos no local da inflamação.[58]

O Eugenol é bactericida em concentrações relativamente altas (10-2 a 10-3 mol/L). A exposição breve a 10-2 mol/L de Eugenol mata as células de mamíferos, tal como a exposição prolongada a 10-3 mol/L. 1 Dados de Hume15 mostraram que as concentrações de Eugenol que se difundem através da dentina não são citotóxicas, embora as concentrações baixas possam também inibir a respiração e a divisão celular. [58]

Foram propostos vários mecanismos bioquímicos para explicar a citotoxicidade do Eugenol, tais como

- O eugenol pode ser oxidado pela enzima peroxidase num produto tóxico em hepatócitos de ratos. [58]
- O eugenol e os compostos relacionados demonstraram ter uma elevada afinidade para a membrana plasmática devido à sua solubilidade lipídica. [58]
- [58]Cotmore et al. referiram que o Eugenol pode desacoplar a fosforilação oxidativa nas mitocôndrias. [58]

Estes efeitos tóxicos do eugenol podem explicar a razão pela qual a sua aplicação direta em pellets de algodão sobre o tecido pulpar provoca uma exacerbação dos sintomas de pulpite. O contacto direto entre o tecido vital e o material contendo eugenol pode causar danos nos tecidos.[58]

Conceção metodológica:

Foi realizado um estudo longitudinal observacional descritivo prospetivo. A investigação teve lugar no Departamento de Estomatologia da Policlínica Universitária Manuel "Piti" Fajardo de março de 2022 a fevereiro de 2023.A população foi constituída por todos os pacientes que frequentaram o serviço de medicina dentária da Policlínica Universitária de Ensino Manuel "Piti" Fajardo durante o período de março de 2022 a fevereiro de 2023 com pulpite serosa aguda irreversível (fase incipiente) e que após 48 horas de sedação pulpar não obtiveram uma evolução favorável após o tratamento, com idades compreendidas entre os 16 e os 35 anos, e que deram o seu consentimento informado (Anexo 1) para participar no estudo.A amostra foi obtida por amostragem intencional por critérios e foi composta por 32 pacientes.

Critérios de exclusão:

- Pacientes com exposição à polpa.

- Pacientes grávidas devido à impossibilidade de efetuar radiografias Metodologia e métodos

Métodos:

Empírico: Baseado na prática diária, na experiência e na observação dos factos, permitiu a elaboração do relatório final. O questionário tem como objetivo determinar os sintomas exactos e as caraterísticas da patologia em cada paciente. (Anexo 3) Estatístico: Este método foi utilizado para o tratamento dos dados.

Metodologia:

A investigação foi efectuada em três fases:

Fase I: Após um interrogatório minucioso e um exame clínico pormenorizado, chegámos ao diagnóstico de pulpite aguda serosa transitória reversível (fase incipiente). Estes dados foram registados na ficha de cada paciente (Anexo 2). Os pacientes que apresentavam esta patologia e que após 48 horas de sedação pulpar não obtiveram uma evolução favorável ao tratamento, na faixa etária de 16 a 35 anos e que deram seu consentimento informado, formaram a amostra da pesquisa. Os pacientes foram examinados pelo autor na cadeira odontológica, utilizando luz artificial e um conjunto de classificação, no momento da consulta.

Fase II: Gestão e tratamento da pulpite reversível aguda serosa transitória (fase incipiente).

Nesta altura, foi aplicado um cotonete embebido em eugenol até terem decorrido 96 horas. Posteriormente, avaliou-se uma segunda vez a remissão dos sintomas e, se esta fosse alcançada, procedia-se à restauração definitiva. É claro que devemos fazer os nossos controlos clínicos e radiográficos periódicos de 3 em 3 meses. Se a polpa não atingir um estado normal dentro deste período, será efectuado um tratamento mais invasivo.

Foi utilizado o método percentual para a análise.

Fase III: Avaliação da evolução do tratamento.

O tratamento foi considerado favorável quando a sintomatologia dolorosa do doente desapareceu ao fim de 96 horas.

O tratamento era ineficaz quando, após 96 horas, ou seja, após duas mudanças de vedante, o doente continuava a ter dores.

Operacionalização das variáveis

Idade: de acordo com a idade na altura do estudo.

- 16-20 anos.

- 21-25 anos.
- 26-30 anos.
- 31-35 anos.

Sexo: de acordo com o género biológico.

- Homem.
- Feminino.

Intensidade da dor: de acordo com a escala de Melsak[59]

- Suave quando a escala de Melsak é 2.
- Moderado quando na escala de Melsak é 3 e 4.
- Intenso quando na escala de Melsak é 5 e 6.

Escala Melsak 1-6.

- Não há dor.
- Dor ligeira tolerável.
- Dor moderada.
- Dor intensa, mas pode continuar a atividade.
- Dores intensas que dificultam a concentração.
- Dores intoleráveis.

Natureza da dor.

- Provocada (quando a dor é provocada por qualquer estímulo)
- Espontânea (Quando a dor ocorre espontaneamente).

Forma de apresentação da dor.

- Constante (dor permanente).
- Intermitente (episódios dolorosos com períodos de remissão).

Profundidade da lesão: distância da lesão à câmara pulpar. A distância da câmara pulpar ao fundo da cavidade após a moldagem deve ser medida por meio de uma radiografia periapical com um paquímetro.

- 0,5 mm
- 1,0 mm
- 1,5 mm
- 2,0 mm

Evolução do tratamento.

- Favorável (Quando a sintomatologia dolorosa desaparece completamente 96 horas após o tratamento).
- Desfavorável (Quando a sintomatologia dolorosa não cede com a aplicação do tratamento).

Técnicas de recolha de dados:

- Observação: Como técnica, permitiu-nos obter dados diretamente do paciente e da patologia que o aflige.
- Questionamento direto: foi realizado através de entrevistas aos doentes.
- Formulários: (Anexo 2) neste caso é fundamental, uma vez que nos forneceu dados particulares sobre cada paciente que nos permitiram fazer um diagnóstico exato e desenvolver um plano de tratamento adequado.

Métodos de tratamento, análise de dados e técnicas a utilizar:

Os dados foram armazenados num ficheiro de dados com o software estatístico profissional SPSS versão 22 em Windows, a informação foi apresentada em tabelas e gráficos estatísticos, na sua descrição foram calculadas frequências absolutas, percentagens e percentagens, e para a análise foram utilizados testes não paramétricos como o Qui-quadrado para a independência dos factores.

Considerações éticas:

O estudo foi realizado tendo em conta as normas éticas internacionais para a investigação experimental e biomédica com seres humanos (Código de Nuremberga, Declaração de Helsínquia I e II, Princípios de Ética Médica das Nações Unidas, Normas Éticas do CIOMS, Declaração Universal sobre o Genoma Humano e os Direitos Humanos) e as normas éticas nacionais como os princípios de Ética Médica, Normas Éticas de Boas Práticas na Experimentação Humana. Estas normas éticas foram tidas em conta desde a conceção do projeto de investigação, garantindo o seu cumprimento rigoroso ao longo de todo o processo de estudo e culminando na apresentação dos resultados.

Neste sentido, elaborámos um modelo de consentimento informado que foi assinado por cada paciente dentro dos princípios básicos a ter em conta, de forma a satisfazer as exigências morais, éticas e legais na investigação com seres humanos e a não violar os princípios bioéticos da beneficência, não maleficência, autonomia e justiça.

Resultados:

Tabela 1. Distribuição de acordo com a idade e sexo em pacientes com pulpite serosa aguda transitória (fase incipiente). Policlínica Manuel Piti Fajardo. Santo Domingo (março de 2022 a fevereiro de 2023)

Idade	Sexo				Total	
	Feminino		Masculino			
	Não.	%	Não.	%	Não.	%
16 - 20	5	15,6	3	9,4	8	25,0
21 - 25	5	15,6	4	12,5	9	28,1
26 - 30	4	12,5	5	15,6	9	28,1
31 - 35	3	9,4	3	9,4	6	18,8
Total	17	53,1	15	46,9	32	100

Fonte: formulário

^2X = 0,600 P= 0,897 NÃO SIGNIFICATIVO

Observou-se um predomínio do sexo feminino com 17 pacientes, para 53,1% do total. O sexo masculino foi representado por 15 pacientes, 46,9% do total, sem diferença significativa entre os dois grupos.

Em termos de grupos etários, os mais representados foram os 21-25 e 26-30 anos, com 9 doentes em cada grupo, num total de 28,1% em cada caso. No grupo etário dos 21-25 anos, o sexo mais representado foi o feminino com 5 doentes e no grupo etário dos 26-30 anos, o masculino. O grupo menos representado foi o dos 31-35 anos, com 3 doentes de cada sexo.

Não existe uma relação de dependência entre a idade e o sexo.

Tabela 2: Intensidade da dor

Intensidade da dor	Não.	%
Ligeiro	16	50,0
Moderado	10	31,3
Intenso	6	18,8
Total	32	100,0

Fonte: formulário

A intensidade da dor foi medida pela escala de Melsak. Com a escala 2, classificada como leve, havia 16 pacientes, representando 50,0% da amostra. Com a escala 3 e 4, classificada como leve, foram encontrados 10 pacientes, representando 31,3%. Na escala 5 e 6, classificada como grave, foram encontrados 6 pacientes, representando 18,8% do total. A dor leve predominou, e a dor severa foi a menos representativa.

Tabela 3: Natureza da dor.

Natureza de dor	Não.	%
Espontâneo	9	28,1
Provocado	23	71,9
Total	32	100,0

Fonte: formulário

A natureza da dor foi avaliada como espontânea ou provocada. Com dor espontânea, foram observados 9 pacientes, representando 28,1% do total. Na maioria destes casos, os doentes apresentavam dor espontânea, mas não intensa e constante. Na dor provocada, foram observados 23 doentes, representando 71,9% do total, pelo que a amostra foi dominada por doentes com dor provocada pelo estímulo.

Tabela 4 - Forma de apresentação da dor.

Forma de apresentação da dor	Não.	%
Intermitente	27	84,4
Constante	5	15,6
Total	32	100,0

Fonte: formulário

A forma de apresentação da dor foi medida como intermitente ou constante. Com dor intermitente, foram observados 27 pacientes, representando 84,4% do total. Com dor constante, foram observados 5 pacientes, representando 15,6% do total, de modo que os pacientes com dor intermitente predominaram na amostra.

Tabela 5: Profundidade da lesão.

Profundidade da lesão	Não.	%
2,0 mm	12	37,5
1,5 mm	9	28,1
1,0 mm	7	21,9
0,5 mm	4	12,5
Total	32	62,5

Fonte: formulário

A distância da lesão à câmara pulpar foi medida com um pé calibrador utilizando uma radiografia periapical. Em 12 pacientes, a distância da lesão à câmara pulpar foi de 2,0mm, representando 37,5%. Em 9 pacientes, a distância foi de 1,5mm, representando 28,1%. Com uma profundidade de 1,0mm, havia 7 pacientes, representando 21,9%. Com uma profundidade de 0,5 mm, havia 4 pacientes, representando 12,5%. Quanto mais próxima a lesão se encontrava da polpa, pior era o prognóstico.

Tabela 6. Evolução do tratamento

Evolução do tratamento	Não.	%
Favorável	25	78,1
Não favorável	7	21,9
Total	32	100,0

Fonte: formulário

A evolução do tratamento foi considerada favorável quando, 96 horas após o tratamento, os sintomas tinham desaparecido completamente. Do total de doentes, 25 tiveram uma evolução favorável do tratamento, o que representa 78,1% do total. A evolução do tratamento não foi considerada favorável quando, após o prolongamento do tratamento até às 96 horas, não se conseguiu a remissão da sintomatologia dolorosa, o que ocorreu em 7 doentes, representando 21,9% do total da amostra.

Tabela 7. Evolução do tratamento de acordo com a idade.

Idade	Evolução do tratamento				Total	
	Favorável		Não favorável			
	Não.	%	Não.	%	Não.	%
16 - 20	8	25,0	0	0,0	8	25,0
21 - 25	9	28,1	0	0,0	9	28,1
26 - 30	6	18,8	3	9,4	9	28,1
31 - 35	2	6,3	4	12,5	6	18,8
Total	25	78,1	7	21,9	32	100

Fonte: formulário

X2 = 12,495 P= 0,003 ALTAMENTE SIGNIFICATIVO

O tratamento foi favorável em 25 doentes. Os grupos etários com melhor resposta foram os dos 16-20 e 21-25 anos, com 8 e 9 doentes, respetivamente. A maior representação registou-se no grupo etário dos 21-25 anos, representando 28,1%. No grupo etário dos 26-30 anos registaram-se 6 doentes e no grupo etário dos 31-35 anos houve menos doentes que responderam favoravelmente ao tratamento, apenas 2, representando 6,3%. Por conseguinte, o grupo etário com a maior proporção de doentes que não responderam favoravelmente ao tratamento foi precisamente o dos 31-35 anos de idade.

Este comportamento mostrou que quanto mais jovens eram os doentes, melhor era a sua resposta ao tratamento.

Existe uma relação de dependência altamente significativa entre a idade e o resultado do tratamento.

Tabela 8. Evolução do tratamento de acordo com a intensidade da dor.

Intensidade da dor	Evolução do tratamento				Total	
	Favorável		Não favorável			
	Não.	%	Não.	%	Não.	%
Ligeiro	16	50,0	0	0,0	16	50,0
Moderado	7	21,9	3	9,4	10	31,3
Severo	2	6,3	4	12,5	6	18,8
Total	25	78,1	7	21,9	32	100

Fonte: formulário

X2 = 11,910 P= 0,003 ALTAMENTE SIGNIFICATIVO

Todos os doentes com dor ligeira responderam favoravelmente ao tratamento, representando 50% do total. Dos doentes com dor moderada, 7 tiveram uma resposta favorável ao tratamento (21,9%) e 3 tiveram uma resposta desfavorável (12,5%). A maioria dos doentes com dor grave não respondeu favoravelmente, 4 não responderam favoravelmente e 2 responderam favoravelmente (12,5% e 6,3% respetivamente).

Este comportamento mostrou que, quando os doentes tinham dores ligeiras e moderadas, respondiam favoravelmente ao tratamento.

Existe uma relação de dependência altamente significativa entre a intensidade da dor e o resultado do tratamento.

Tabela 9. Evolução do tratamento de acordo com a natureza da dor.

Natureza da dor	Evolução do tratamento				Total	
	Favorável		Não favorável			
	Não.	%	Não.	%	Não.	%
Espontâneo	6	18,8	3	9,4	9	28,1
Provocado	19	59,4	4	12,5	23	71,9
Total	25	78,1	7	21,9	32	100

Fonte: formulário

^{2}X = 0,962 P= 0,327 NÃO SIGNIFICATIVO

Os pacientes com dor provocada responderam mais favoravelmente ao tratamento do que os pacientes com dor espontânea. Dos 23 doentes com dor provocada, 19 tiveram uma evolução favorável, o que representa 59,4%. Dos doentes com dor espontânea, 6 dos 9 doentes responderam favoravelmente ao tratamento (18,8%) e 3 responderam desfavoravelmente (9,4%). Embora a maioria dos doentes que apresentavam dor espontânea também tenha respondido bem ao tratamento, houve maior relevância nos que apresentavam dor provocada.

Não existe uma relação de dependência entre a natureza da dor e a evolução do tratamento.

Tabela 10. Evolução do tratamento de acordo com a forma de apresentação da dor.

Forma de apresentação da dor	Evolução do tratamento				Total	
	Favorável		Não favorável			
	Não.	%	Não.	%	Não.	%
Intermitente	24	75,0	3	9,4	27	84,4
Constante	1	3,1	4	12,5	5	15,6
Total	25	78,1	7	21,9	32	100

Fonte: formulário

X2 = 11,715 P= 0,001 ALTAMENTE SIGNIFICATIVO

Os pacientes com dor intermitente responderam melhor ao tratamento do que os pacientes com dor constante. Dos 27 pacientes com dor intermitente, 24 tiveram uma evolução favorável, o que representa 75,0% dos pacientes. Dos doentes com dor constante, 4 em cada 5 doentes responderam desfavoravelmente ao tratamento (12,5%) e 1 respondeu favoravelmente (3,1%).

Este comportamento mostrou que quando a dor dos doentes era intermitente, estes respondiam favoravelmente ao tratamento.

Existe uma relação de dependência altamente significativa entre a forma de apresentação da dor e o resultado do tratamento.

Existe uma relação de dependência altamente significativa entre a forma de apresentação da dor e o resultado do tratamento.

Tabela 11. Evolução do tratamento de acordo com a profundidade da lesão.

Profundidade da lesão	Evolução do tratamento				Total	
	Favorável		Não favorável			
	Não.	%	Não.	%	Não.	%
2,0 mm	12	37,5	0	0,0	12	37,5
1,5 mm	9	28,1	0	0,0	9	28,1
1,0 mm	3	9,4	4	12,5	7	21,9
0,5 mm	1	3,1	3	9,4	4	12,5
Total	25	78,1	7	21,9	32	100

Fonte: formulário.

X2 = 13,633 P= 0,003 ALTAMENTE SIGNIFICATIVO

Os doentes cuja distância entre a lesão e a câmara da polpa se situava entre 2,0 mm e 1,5 mm responderam favoravelmente ao tratamento, com 12 e 9 doentes, respetivamente. A maioria dos doentes que responderam desfavoravelmente quando a distância entre a câmara e a lesão se situava entre 1,0 mm e 0,5 mm, principalmente estes últimos, representando 9,4%, responderam desfavoravelmente.

Este comportamento mostrou que quanto mais próxima a lesão estava da câmara pulpar, pior era a evolução do tratamento.

Existe uma relação de dependência muito significativa entre a profundidade da lesão e a evolução do tratamento.

Discussão dos resultados:

O estudo constatou que a faixa etária mais afetada pela pulpite serosa aguda transitória (fase incipiente) foi a dos 21 aos 25 e dos 26 aos 30 anos, e o sexo foi o feminino. [60616263]Esses resultados coincidem com os obtidos por Jiménez nessa faixa etária, porém diferem dos resultados de Ruiz e Gaviria et al, tanto no sexo quanto na faixa etária.Portal Macías relata maior acometimento na faixa etária de 35 a 49 anos, o que não se assemelha ao presente estudo. Em nenhum dos estudos existe uma relação estatisticamente significativa entre a idade e o sexo. [64]Também é semelhante ao de Fernández Cortina , em cujo estudo predomina o sexo feminino.

A particularidade das patologias pulpares reside no facto de a idade biológica nem sempre coincidir com a idade pulpar. Segundo os critérios da autora, na faixa dos 31 aos 35 anos, o tempo de exposição do dente a diferentes estímulos nocivos é maior, e a capacidade de regeneração do tecido pulpar é menor. Argumenta ainda que, nessa fase, em geral, há maior responsabilidade com o trabalho e as atividades sociais, priorizando-as, e não se preocupando com a saúde bucal.

[65]Quiñonez argumenta que o maior impacto do género pode estar relacionado com o facto de as mulheres estarem mais interessadas em receber tratamento dentário para melhorar a sua estética e funcionalidade, ou de as mulheres serem mais susceptíveis à morbilidade dentária.

[66,]Boltacz e Laszkiewics apresentam resultados diferentes, com as doenças a ocorrerem mais frequentemente nos homens.

A intensidade da dor foi medida pela escala de Melsak. A dor ligeira foi predominante e a dor grave foi a menos representativa. Todos os doentes com dor ligeira responderam favoravelmente ao tratamento. Os doentes com dores fortes, na sua maioria, não responderam favoravelmente. Este comportamento mostra que os doentes com dor ligeira e moderada respondem favoravelmente ao tratamento. [68]Segundo Perez et al , a intensidade está relacionada com a reação emocional aos estímulos que a desencadeiam, a perceção da dor, o limiar da dor e a capacidade de tolerância, que variam de indivíduo para indivíduo. É influenciada por factores cognitivos, emocionais e motivacionais e está relacionada com factores socioculturais. A ocorrência da dor nos processos reversíveis é provocada, e nos processos irreversíveis é espontânea.

De acordo com a natureza da dor na amostra, houve um predomínio de pacientes com dor provocada ao estímulo. Os pacientes com dor provocada responderam mais favoravelmente ao tratamento do que aqueles com dor espontânea. Esse comportamento demonstra que quando a dor apresentada pelos pacientes foi provocada ao estímulo, eles responderam favoravelmente ao tratamento.

[63]González e Montero referem que, consoante a sua qualidade, a dor pode ser aguda ou contínua, o que depende das propriedades funcionais do sistema nociceptivo do trigémeo. As fibras ligadas à nocicepção (C e A delta) encontram-se na polpa numa proporção de 3/1. A dor lancinante é lancinante, ligada às fibras A delta, mielinizada, com uma velocidade de condução rápida. Está associada a uma pulpite reversível. Pode ter um início espontâneo ou provocado e uma duração posterior quando o estímulo nociceptivo é aplicado ou retirado.

[70]Pigg et al afirmam que a localização da dor pode ser determinada com precisão nos casos de estádios avançados de processos inflamatórios pulpares agudos irreversíveis, em que apesar de se caracterizarem por dor espontânea, a reação da pupa inflamada a diferentes estímulos é ainda maior, ou no caso dos crónicos irreversíveis em que ocorre dor ligeira durante a mastigação ou alterações térmicas.

[71]Fernández Collazo refere nos seus estudos que a dor provocada, que persiste cinco minutos após o estímulo que a originou, coincide com as fases finais dos processos reversíveis e com os processos agudos irreversíveis, onde o envolvimento pulpar e a reação inflamatória são maiores. Nestas fases do estado inflamatório pulpar não há alívio da dor com a terapêutica analgésica (mesmo que os estímulos externos que provocaram o estado inflamatório tenham sido eliminados). Nesta fase, para além da vasodilatação e do aumento da permeabilidade da membrana vascular, do aumento da pressão hidrostática e da obstrução da drenagem linfática, a dor torna-se insuportável, é exacerbada por alimentos quentes e só é aliviada por líquidos frios.

A forma de apresentação da dor foi medida como intermitente ou constante. Assim, os pacientes com dor intermitente predominaram na amostra. Os pacientes com dor intermitente responderam melhor ao tratamento do que aqueles com dor constante. Este comportamento mostra que quando a dor apresentada pelos doentes era intermitente, estes respondiam favoravelmente ao tratamento.

[69]Para Sánchez et al , a dor contínua é persistente, intensa e monótona, ligada às fibras C amielínicas, com velocidade de condução lenta; leva a maior sofrimento e é a que torna necessária a procura de ajuda profissional. É a dor típica da pulpite irreversível que denota maior comprometimento pulpar.

A distância da lesão à câmara pulpar foi medida com um paquímetro através de uma radiografia periapical. Os pacientes que mediram a distância da lesão à câmara pulpar entre 2,0mm e 1,5mm responderam favoravelmente ao tratamento com 12 e 9 pacientes, respetivamente. Quanto mais próxima a lesão estava da câmara pulpar, pior foi o resultado do tratamento.

Quando o processo de cárie atinge o limite amelodentinário, estende-se lateralmente devido à presença de uma maior quantidade de tecido orgânico a esse nível.

Depois de se espalhar ao longo do limite amelodentinário, a cárie ataca diretamente os canalículos na direção da polpa. [67]Jolly e Sullivan descrevem em pormenor a morfologia tridimensional da cárie. O processo é iniciado por uma desmineralização da dentina, que por sua vez desencadeia uma reação de defesa no lado oposto ao ataque. A progressão na dentina ocorre a uma taxa de 180 a 200 um por mês. Enquanto não for atingida uma proximidade pulpar de 0,75 mm, não ocorrerão reacções pulpares significativas. A defesa consiste na remineralização ou na obliteração do lúmen dos canalículos por um precipitado de sais de cálcio. Se o avanço em direção à polpa atingir as proximidades da câmara pulpar, forma-se dentina terciária ou reparadora contra a lesão que avança. No entanto, se o ataque continuar sem que os mecanismos de defesa o impeçam, os ácidos segregados pelos microrganismos acabam por desmineralizar toda a substância mineral da dentina primária, secundária ou terciária e actuam diretamente sobre o tecido pulpar, destruindo os odontoblastos e formando um abcesso.[67]

As bactérias podem penetrar até 0,75 mm da polpa sem causar patologia pulpar, mas para além desta distância e à medida que avançam, as reacções pulpares tornam-se mais intensas. As toxinas bacterianas destroem primeiro o citoplasma ou a fibrila dos Tomes e depois as próprias paredes do canal até desaparecerem. [67]

Quando a estrutura da dentina cede, produzem-se descolamentos ou fissuras no tecido que contêm restos orgânicos necróticos e massas bacterianas que desfiguram progressivamente a constituição do dente. O ataque da placa bacteriana não é o mesmo em toda a superfície, mas por várias razões concentra-se em certos pontos e avança mais rapidamente.[67]

As alterações ópticas observadas num corte por atrição devem-se ao facto de o dente perder minerais durante o ataque. A profundidade da desmineralização pode ser de 1 mm abaixo de uma lesão cariosa na superfície. Brannstróm et al. produziram lesões experimentais em dentes humanos permanentes implantados em próteses artificiais e observaram as seguintes caraterísticas. As lesões que atingiam o bordo amelodentinário estendiam-se e formavam o típico cone de penetração. Em alguns casos, a dentina subjacente estava desmineralizada, mesmo que houvesse uma cavidade de cárie no esmalte. Foram observadas algumas bactérias na dentina, cuja cor era castanha. Alguns túbulos mostraram perda de dentina peritubular numa fase inicial. A dentina intertubular não estava desmineralizada. Quando a cavidade cariosa atingiu a dentina, observou-se um grande número de cocos bacilíferos em toda a área afetada até uma grande profundidade ao longo do limite amelodentinário. Com a progressão da desmineralização da dentina, a dentina peritubular desapareceu completamente e as bactérias invadiram a dentina intertubular. Nestas áreas, a dentina intertubular era relativamente densa e continha corpos arredondados, com a ausência da trama fibrilar. Observou-se alta mineralização, principalmente nos túbulos mais próximos à polpa.

Segundo Cohen, esse é o sinal de alerta de que o organismo foi agredido e a polpa atingiu seu limite de tolerância fisiológica, sendo necessário, nesse caso, o tratamento conservador. Na maioria dos casos, a simples remoção do tecido cariado e a proteção adequada resolvem o quadro clínico de dor. A polpa reage à dor sempre da mesma forma. A dor é uma experiência sensorial e emocional, não prazerosa, com dano tecidual real ou potencial e serve como elemento de anamnese.

A evolução clínica satisfatória dos pacientes permitiu comprovar a eficácia do tratamento, que se manifesta na remissão dos sinais e sintomas da doença.

A evolução do tratamento foi considerada favorável quando os sintomas tinham desaparecido completamente 96 horas após o tratamento. Do total de pacientes, 25 apresentaram uma evolução favorável do tratamento. Isto mostra que quanto mais cedo o doente vier à consulta, mais eficaz será o tratamento.

Conclusões:

- O estudo concluiu que os grupos etários mais afectados eram os dos 21-25 anos e dos 26-30 anos e do sexo feminino.
- De acordo com a intensidade da dor, predominou a dor ligeira.
- De acordo com a natureza da dor na amostra, predominaram os doentes com dor induzida por estímulo.
- A amostra foi dominada por doentes com dor intermitente.
- Do número total de pacientes, a maioria teve um resultado de tratamento favorável.
- Os doentes com dor ligeira responderam todos favoravelmente ao tratamento.
- Os doentes com dor provocada e intermitente responderam mais favoravelmente ao tratamento.
- Os pacientes que mediram a distância da lesão à câmara pulpar como estando entre 2,0 mm e 1,5 mm responderam favoravelmente ao tratamento em geral.

Bibliografia:

1. Shaffer W, Hine M, Levy B e Tomich C. A Treatise on Oral Pathology (Tratado de Patologia Oral). 4ª edição. México: Interamericana S.A.; 2018.
2. Khedmat S, Shokouhinejad N. Comparação da eficácia de três agentes quelantes na remoção da smear layer. J Endod. 2018; 34:599-602.
3. Seltzer S, Bender I e Nazimor H. Diagnóstico diferencial das doenças da polpa. Cirurgia Oral, Medicina Oral, Patologia Oral. 2019;19(3):383-91.
4. Robinson e Boling. Cáries dentárias e condições da polpa. 2017; 24:203.
5. Brännström M e Lind P. Pulpal Response to Early Dental Caries. Journal Dental Research. 2018;44(5):1045-50.
6. Kakehashi S, Stanley H e Fitzgerald R. Os efeitos da exposição cirúrgica de polpas dentárias em ratos de laboratório convencionais e sem germes. Cirurgia Oral, Medicina Oral, Patologia Oral. 2017;20(3):340-9.
7. Lasala A. Endodontia. 5ª edição. //////:SalvatEditores S.A. 2018.
8. Baume L. Diagnóstico de doenças da polpa. Cirurgia Oral. 2019:29(1):102-16.
9. Calt S, Serper A. Remoção da camada de esfregaço por EGTA. J. Endodon. 2016;26(8):459-61.
10. Mendiburu-Zavala C, Rodríguez-Fernández M. Doença pulpar em pacientes geriátricos: Prevalência e causas. Latin American Dental Journal (Internet). 2015(Acesso em: novembro de 2022);0(2):24-28. Disponível em:http://www.odontología.uday.mx/revistas/rol/pdf/VOON2p24.pdf.
11. Samra de Quintero P, Rivera-Fuenmayor N. Epidemiologia das emergências dentárias em crianças atendidas na Faculdade de Odontologia da Universidade de Zulia. CienciaOdontológica 2018;5(2):134-144.
12. Nallian R, Veeratrishul A, Satheesh E Nadeem K, Praveenkumar G Veerasathpurush A. Visitas ao departamento de emergência do hospital atribuídas à doença pulpar e periapical nos Estados Unidos em 2016.JOE. 2017:37(1):7-9.
13. Rodríguez-González Y, Ureña-Espinosa M, Portelles-Morales T.

    Comportamento clínico e epidemiológico da pulpite irreversível como emergência estomatológica causada pela cárie dentária. Sociedade Cubana de Estomatologia. 2018.
14. León, A. V. Caraterísticas das patologias pulpares. Cienfuegos2018:6-8.
15. Parejo, García, Montoro, Herrero, Mayán. Comportamento da polpa e doenças

pediátricas na Escola "Arides Estevez", Havana, 2017.

16. Embriologia, histologia, fisiologia, anatomia pulpar e periapical, 2022(Acesso em: novembro de 2022);Disponível em: https://dentalexperience.es.tl/EMBRIOLOGIA%2C- HISTOLOGY%2C-PULPAL AND PERIAPICAL-PULPAL-ANATOMY-ANATOMY.htm

17. Kenneth M, Hargreaves. Louis H, Berman. Stephen Cohen. Histologia e Fisiologia da Polpa. Universidad del Valle de Atemajac, 2022(Acesso em: novembro de 2022). Disponível em: https://www.studocu.com/es-mx/document/universidad-del-valle-de-atemajac/odontologia/histologia-y-physiologia-pulpar-resumen/14011668

18. Complexo dentina-polpa. Estrutura e diagnóstico Abreu Correa Revista de Medicina Isla de la Juventud, 2019(Acesso em: novembro de 2022). Disponível em: https://remij.sld.cu/index.php/remij/article/view/9/22

19. Blogue de Medicina Dentária: Notícias e artigos. Caraterísticas e funções da polpa dentáriaAdeslasDental_files, 2022(Acesso em: novembro de 2022). Disponível em: https://www.adeslasdental.es/pulpa-del-diente/

20. MsC. Reyes, Óscar Rodríguez. MsC. García Cabrera, Lizet. MsC. Bosch Núñez, Ana Ibis e MsC. Fisiopatología del dolor bucodental: una visiónactualizada del tema. Universidade de Ciências Médicas, Faculdade de Estomatologia, Santiago de Cuba. MEDISAN. 2018;17(9):p 50-8.

21. Programa de Saúde Oral. Serviço de Promoção da Saúde. Serviço de Saúde das Canárias. DIRECCIÓN GENERAL DE SALUD PÚBLICA, 2018(Acesso em: novembro de 2022). Disponível em:

https://www3.gobiernodecanarias.org/sanidad/scs/content/b94f644c-5c24-11df-8125- 5700e6e02e85/dolordental.pdf

22. Clínica Gallego, Tipos de dor dentária, 2022(Acedido: novembro 2022) Disponível em: https://www.clinicagallego.com/noticias/tipos-dolor-dientes/

23. Hennessy, Bernard J. DDS, Texas A&M University, College of DentistryModificação/revisão completa. Toothache(Internet). 2023(Acedido em: novembro de 2022). Disponível em: https://www.merckmanuals.com/es-us/home/buccal-and-dental-disorders/s%C3%ADntoms-of-oral-and-dental-disorders/toothache.

24. SerentilBernaus, Noemi O que é a dor dentária? O que pode causar a dor dentária? 2017. Disponível em: https ://www.propdental. es/dolor-dental/

25. MEDISAN vol.17 no.9 Santiago de Cuba set. 2018. Disponível em: https://www.google.com/url?sa=t&rct=j&q=&esrc=s&source=web&cd=&ved=2a

hUKE
wj2tpmvzczcD9AhUdmGoFHXvOCkEQFnoECCUQAQ&url=https%3A%2F%2Frepository.uft.cl%2Fxmlui%2Fbitstream%2Fhandle%2F20.500.12254%2F557%2FBARAYO N-
BUCAREY%25202017.pdf%3Fsequence%3D1
%26isAllowed%3Dy&usg=AOvVaw3 mbvNwwTX8B0FDjPaoCZGC

26. Socorro Mendiburu Zavala, Celia Elena del Perpetuo. Peñaloza Cuevas, Ricardo. Chuc Baas, Inés del Rosario. Medina Peralta, Salvador. Rev CubanaEstomatol. jul.-set. 2017(Citado em Out. 2022);54(3): [aprox 5 pp]. Disponível em: http://scielo.sld.cu/scielo.php?script=sci arttext&pid=S0034-75072017000300004
27. Tipos de doenças da polpa dentária. (Citado em outubro de 2022); Disponível em: https://estudidentalbarcelona.com/tipos-enfermedades-la-pulpa-dental/
28. Rebel, Serper A. Smear layer removal by EGTA.2013;26(8):459-61.
29. Seltzer Samuel, Bender J.B. Dental Pulp. 9ª edição: Editorial Manual Moderno; 2014. p 43.
30. Bakland LK, Grossman. Endodontia. 4ª Edição. México. Editorial McGraw-Hill Interamericana, 2015.
31. Morse, Chen, M.; R.M. Andersen: Comparação dos sistemas de cuidados de saúde oral, OMS, Genebra. 2014,213:6.
32. Soberaniz-Morales V, Alonzo-Echeverría L, Vega-Lizama EM. Frequência de patologia de celulose e papel na clínica hospitalar de petróleosmexicanos Coatzacoalcos, Veracruz. Rev CienOdontol. 2015;8(1):7-12.
33. Duque de Estrada RiverónJohany, Pérez Quiñónez José Alberto, Hidalgo-Gato Fuentes Iliana. Cárie dentária e ecologia oral, aspectos importantes a considerar. Rev. CubanaEstomatol(Internet). 2014(cited 8 May 2021):43(1): [Aprox. 8 pp]. Disponível em: http://scielo.sld.cu/
34. Nyerere JW, Matee MI, Simon ENM. Pulpotomia de emergência no alívio da dor dentária aguda entre pacientes da Tanzânia.BMC Oral Health.;2018:6:1.
35. González Naya G, Montero del Castillo ME. Estomatologia Geral Integral. Havana: CienciasMédicas; 2013. P 78.
36. Lanziano Lobo, María José. Parra Hernández, Silvia Nathalia. Jiménez Manrique, Raúl Andrés. Universidade Santo Tomás, Bucaramanga. Divisão de Ciências da Saúde. Faculdade de Odontologia. Patologias pulpares e periapicais. 2020(cited 25 May 2021). Disponível em: https://repository.usta.edu.co/bitstream/handle/11634/30825/2020LanzianoMaria.p

di2se quence=9&isAllowed=y

37. Hennessy, Bernard J. DDS, Universidade A&M do Texas, Faculdade de Odontologia. Pulpitis. Mar. 2021(cited 8 May 2021). Disponível em: https: //www. msdmanuals .com/pro fes sional/trastornos - odontol%C3%B3gicos/trastornos-odontol%C3%B3gicos-comunes/pulpitis

38. Arias, Estela. Pulpite Reversível ou Irreversível: sintomas e tratamento. Dez. 2022(citado 8 maio 2021). Disponível em: https://www.smysecret.com/blog/general/pulpitis- reversivel-o-irreversivel/

39. Clínica Dental Ruiz de Gopegui O que é a pulpite reversível? Mar-2022(citado em 8 de maio de 2021) Disponível em: https://www.clinicaruizdegopegui.com/pulpitis-reversibles/

40. Causas e tratamento da pulpite. Sanitas.es. 2023(cited 8 May 2021). Disponível em: https://www/%20y%20tratamiento%20de%20la%20pulpitis.htm

41. Cuba-Cueto, Karla Samanta. VillavicencioCaparó, Ebingen. Perfilepidemiológico de patologíaspulpares y periapicalesenLatinoamérica, agosto 2022 (citado em 8 de maio de 2021). Disponível em: https://revistas.ug.edu.ec/index.php/eoug/article/view/1424/2446

42. Áreas Cruz, Estela. Pulpite Reversível ou Irreversível: sintomas e tratamento. dezembro 2022(cited 8 May 2021). Disponível em: https://www.smysecret.com/blog/general/pulpitis-reversible-o-irreversible/

43. Pérez, Belén. Clínica dental Getxo. O que é a pulpite reversível? fevereiro de 2022(citado em 8 de maio de 2021). Disponível em: https://belenperezdental.com/pulpitis-reversible/

44. Estudi Dental Barcelona: O que é a pulpite reversível e qual o seu tratamento? novembro de 2017(citado em 8 de maio de 2021). Disponível em: https://estudidentalbarcelona.com/la-pulpitis-reversible-tratamiento/

45. Clínica Dentária Ibi. Pulpite reversível e pulpite irreversível. julho de 2017(citado 8 maio 2021). Disponível em: https://www.clinicacimeribi.com/pulpitis/

46. Hennessy Bernard J. DDS, Universidade A&M do Texas, Faculdade de Odontologia, revisado clinicamente. Pulpitis. Mar. 2021(cited 8 May 2021). Disponível em: https ://www. msdmanuals .com/pro fes sional/trastornos - odontol%C3%B3gicos/trastornos-odontol%C3%B3gicos-comunes/pulpitis.

47. Dr. de la Cruz, Javier. Pulpite reversível: o que é e como tratá-la. março de 2022. (citado em 8 de maio de 2022). Disponível em: https://www.bordonclinic.com/pulpitis-reversible-que-es-y- como-tratarla/.

48. IOM Dental, Endodontia, Odontologia Geral, Tratamento da pulpite reversível. 2019(citado em 8 de maio de 2021). Disponível em: https://iomdental.es/blog/tratamiento-de-la- pulpitis-reversible/

49. Dr. Pardiñas López, Simón, O que é pulpite e como é tratada? 2022. Disponível em: https://gacetadental.com/2022/11/que-es-la-pulpitis-y-como-se-trata-37885/

50. Revista Cubana de Estomatología. Out-Dez 2018(citado 8 maio 2021);49(4): [Aprox. 8 pp.] Disponível em:http://scielo.sld.cu/scielo.php?script=sci arttext&pid=S0034- 75072012000400004

51. Tratamento da pulpite. Sanitas.es. 2023. (citado em 8 de maio de 2021). Disponível em: https://www.sanitas.es/sanitas/seguros/es/particulares/biblioteca-de-salud/salud- dental/caries-empastes/pulpitis.html.

52. Guia de diagnóstico clínico para patologias pulpares e periapicais. Versão adaptada e actualizada da terminologia de diagnóstico recomendada pela conferência de consenso, Associação Americana de Endodontia, 2017. (citado em 8 de maio de 2021) Disponível em: https://www.iztacala.unam.mx/rrivas/notas/notas7patpulpar/revdefLnicion.html

53. 53.Abreu, René. Pulpite reversível: um desconforto odontológico. 2022. Rev. Odontol. 2022(cited 8 May 2021);vol5(7):[aprox 5 pp.] Disponível em: https://www.odonton.es/pulpitis-reversible-una-molestia-dental/

54. Villasana, Arelys. PatologíaPulpar y suDiagnóstico. Venezuela: Universidad Central de Venezuela, 2018.

55. Autor e título. Rev CubanaEstomatol.May-Aug 2017 (cited 8 May 2021);39(2): [approx 6 pp]. Disponível em: http://scielo.sld.cu/scielo.php?script=sci arttext&pid=S0034-75072002000200005

56. González Escobar, Raimara. Centro de Informação Farmacêutica. Eugenol: propriedades farmacológicas e toxicológicas. Vantagens e desvantagens da sua utilização. RevistaCubana de Estomatología. agosto de 2019(citado em 8 de maio de 2021). Disponível em: https ://pesquisa.bvsalud. org/portal/resource/pt/lil-351649

57. Pérez Martínez, Aarón. Guerrero Ibarra, Jorge. Celis Rivas, Luis. Efeito do eugenol residual nos canais radiculares na adesão de endopróteses luminescentes pré-fabricadas cimentadas com resina compostaRev. Odont. Mex. Jan./Mar.2016(cited 8 May 2021);18(1): [aprox 6 pp]. Disponível em: https://www.scielo.org.mx/scielo.php?script=sci arttext&pid=S1870-199X2014000100003

58. Guzman JRM, Pantoja GV Eugenol: material dentário com risco de toxicidade local e sistémica. Disponível em: https://www.medigraphic.com/cgi-bin/new/resumen.cgi?IDARTICULO=26021

59. Katz J, Melzack R. Measurement of pain (Medição da dor) SurgClin North Am. 1999; 79:231-52.

60. Jiménez Zúñiga Luis A. Dor pulpar. Considerações anatomofisiológicas.

Universidad Central de Venezuela[Internet]. 2014: [cited19April 2021]. Disponível em: http://www.carlosbóveda.com/ odontolofolder/ odontologoinvitado 41htm.

61. RuizdeGopegui,J.,H. Fabra. Insucesso endodôntico sem causa aparente. Rev Endodontics. 2017:20(4):250-7.

62. Zúñiga Delgado A, Gaviria Delgado, AS. Prevalência de lesões pulpares em pacientes tratados com Endodontia na clínica. Faculdade de Odontologia da Universidade de Valle. Colombian Rev. 2016:12.

63. Portal Macías LG. Comportamento do serviço de urgência estomatológica na clínica "Pedro Celestino Aguilera González" do município de Playa. RevHabCienciasMéd [Internet]. 2018 [citedApr 2022]; 12(1): [aprox. 10 p.]. Disponível em: http://www.bvs.sld.cu/revistas/rhab/vol 12 1 13/rhcm10113.htm.

64. Fernández Cortina TJ. Patologias pulpares e tratamentos endodônticos primários. Estudo de caso. Universidade Central da Venezuela. Faculdade de Estomatologia. [Internet]. 2015[citedMarch 2018];171. Disponível em: http ://saber.ucv. ve/jspui/handle/123456789/4054\.

65. Quiñonez D. Patologias pulpares e periapicais mais frequentemente encontradas em 2 clínicas estomatológicas. Rev CubanaEstomatol, 2016:37 (2):84-88.

66. Boltacz-Rzepkowska E, Laszkiewicz J. Tratamento endodôntico e saúde periapical em pacientes do Instituto de Odontologia de Lodz.Przegl Epidemiol;2017: 59(1):107-15.

67. Julio Barrancos M. Histopatologia dentária. In: Operatoria Dental: Editorial Médica Panamericana, 1999.p 260-262.

68. Pérez Ruíz AO, Ventura Hernández MI, Valverde Grandal O. Descrição das propriedades funcionais do sistema muciceptivo trigeminal em relação à dor pulpar. RevCubEstomatol [Internet]. 2015 Jul-Set [citedApr 2022]; 52(3): [aprox. 15 p.].

Disponível em: http://www.revestomatologia.sld.cu/ index.php/est/article/view/376/199

69. Sánchez Rodríguez R, Souto Román MC, Rosales Corría EN, PardíasMilán LC, Guerra López AM. Doenças orais que constituem emergências estomatológicas.

MULTIMED [Internet]. 2015 [citedApr 2018]; 19(3): [aprox. 16 p.]. Disponível em: http://www.medigraphic.com/pdfs/multimed/mul-2015/mul153p.pdf.

70. Pigg M, Svensson P, Drangsholt M, List T. Seven-year follow-up of patients diagnosed with atypical odontalgia: A prospective study. J Orofac Pain [Internet]. 2016;27(2):151- 64.

71. Montoro Ferrer Y, Fernández Collazo ME. Emergências estomatológicas devido a lesões pulpares. Rev. CubanaEstomatología. Ciudad de La Habana. Out-Dez. 2019;49(4):

Anexos:

Anexo 2: Formulário:

- Nome:
- Idade: Sexo:
- História da doença

atual:

1- Intensidade da dor

Suave

Moderado

__ Intenso

2- Natureza da dor.

__ Provocado

__ Espontâneo

3- Forma de apresentação da dor.

Constante

__ Intermitente

4- Profundidade da lesão:

0,5 mm

1,0 mm

1,5 mm

2,0 mm

5- Tempo de remissão da dor:

96 h _____ Sem referência.

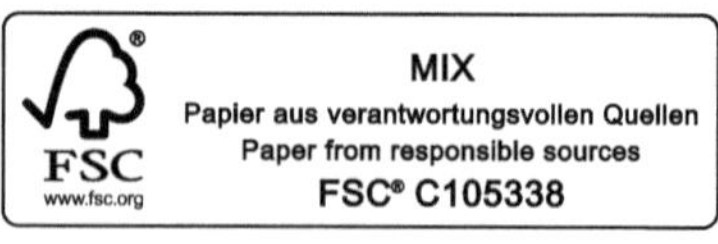

Printed by Books on Demand GmbH, Norderstedt / Germany